AF282062

101 REMEDIOS
NATURALES
INFALIBLES

Ediciones Cydonia S.L.
http://www.edicionescydonia.com
Apartado de Correos 222
O PORRIÑO - Pontevedra

Printed in Spain - Impreso en España
I.S.B.N. 979-13-990017-3-0
Depósito Legal: VG 467-2025
Imprime: Podiprint
Diseño de cubierta: Ignacio Docampo

ISBN de la anterior edición: 978-84-941258-5-0

101

remedios
naturales
infalibles

Javier Akerman

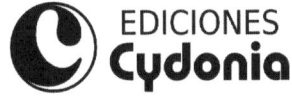

EDICIONES
Cydonia

Este libro está dedicado
a Aren Alexander, mi nieto,
que ha convertido el campo,
los animales y la naturaleza
en su salón de juegos.

Mi agradecimiento...

A mi hija **Noemi Akerman**, doctora en acupuntura e instructora de yoga tibetano, con un claro concepto de que la salud reside también en lo que calzas en los pies... y además madre de **Aren Alexander**.

A **Segundo Rego** (Trapa Dorje) y **Ana Veira** (Sherab Chönzom), maestros asistentes de Yoga Tibetano y fundadores de Tíbet Yoga Studio, por su valiosa aportación y apoyo en los nuevos enfoques de salud cuerpo/mente a través del revolucionario método "vibrotáctil".

A **Manel Cascales** (Jamyang Chenzig) y **Sonia Araujo** (Temen Thubten), del Centro Salus, maestros asistentes de yoga tibetano y terapeutas, que han sabido integrar en su consultorio la visión holística de la salud.

A **Alberto Gil** (Zopa Namgyal), maestro asistente de yoga tibetano y responsable del Centro de Yoga Tibetano **Alberto Gil**, instructor certificado de "Fisiomyoga©"... y padre de Aren Alexander.

A **Lida Izquierdo** (Dechen Drolkar), del Centro Acumas, maestra asistente de yoga tibetano, acupuntora y terapeuta, por su trabajo integrativo de la salud.

A **Sandra y Germán**, de La Ventana Natural–Vigo, por su profesionalidad, colaboración y apoyo en la dispensación y distribución de los remedios naturales.

Índice

Introducción

Llevo más de cuatro décadas recomendando remedios naturales a mis pacientes y a través de programas de radio donde soy colaborador habitual. A lo largo de estos años he ido recopilando aquellos remedios o fórmulas que han demostrado mayor eficacia y efectividad.

Este libro intenta ocupar un lugar en su vida. En él encontrará el lector todo lo necesario para solucionar los imprevistos de salud más corrientes, mientras espera ayuda médica. Se asombrará al observar cómo un gran número de trastornos pueden ser superados exitosamente tras la aplicación de sencillos y económicos remedios naturales.

Son 101 remedios naturales infalibles, pero bien podrían ser 1.001 o 10.001, pues en estos 45 años de práctica naturista solo puedo estar agradecido y maravillado al observar que en el jardín o en la despensa de casa tenemos un verdadero arsenal medicinal.

Los "pequeños secretos" aquí explicados han sido probados con resultados óptimos por miles de personas. Muchos proceden del acervo cultural de las medicinas populares propias de cada país o región. Otros muchos los he escuchado en boca de personas mayores, sanadores, veterinarios y médicos rurales.

Por supuesto que ante cualquier enfermedad o síntoma de la misma debemos acudir al médico. Los consejos contenidos en este manual no sustituyen a los tratamientos médicos convencionales sino que deben considerarse un complemento más para gozar de una mayor calidad de vida.

Y ante todo he tratado de aplicar el sabio consejo de Hipócrates, el "padre" de la medicina: PRIMUN NON NOCERE (Primero no perjudicar).

Acné

Para el acné, que suele afectar a jóvenes de entre 12 y 24 años, propongo tres remedios: uno como infusión y dos para aplicar en la zona afectada.

1 INFUSIÓN DE FLORES

Necesitas:

30 gramos de ORTIGA BLANCA (flores)
30 gramos de PENSAMIENTO SILVESTRE

Preparación:

Mezclar bien, después de haber pesado cada planta con una báscula o balanza que pese en gramos, y guardar en un tarro de cierre de rosca y en lugar oscuro y seco.

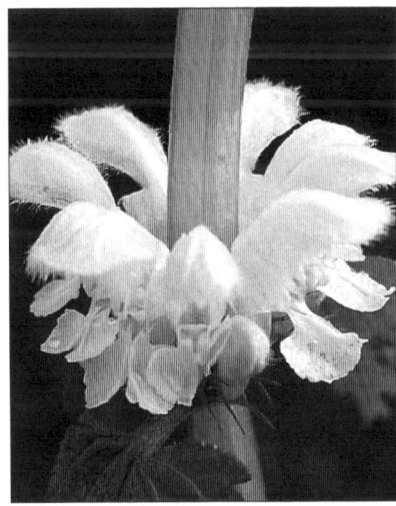 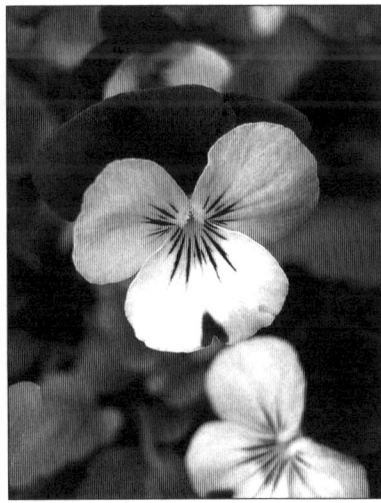

Ortiga blanca.   *Pensamiento salvaje.*

Uso:

Poner una cucharada sopera de la mezcla en un vaso; añadirle 200 cc de agua hirviendo; tapar y dejar en reposo durante 10 minutos; finalmente colar a través de colador de tela, exprimiendo bien el poso de hierbas y tomar tres tazas al día sin endulzar; hacer la infusión solo para el momento en que la vaya a tomar.

2 CEBOLLAS, ARCILLA Y LIMÓN

Este preparado es muy efectivo para el acné, granos y puntos negros.

Necesitas:

Las hojas secas externas de 5 CEBOLLAS
3 cucharadas soperas de ARCILLA fina
2 cucharadas soperas de SAL MARINA GRUESA
El zumo de un LIMÓN
Un litro de AGUA
Medio vaso de AGUA TEMPLADA

Preparación:

Poner el litro de agua a hervir. Cuando entre en ebullición añadir las hojas externas secas de las cinco cebollas, poner a fuego lento tapado y dejar hervir 15 minutos exactos. Después mojar la sal en el medio vaso de agua templada. Colar la cocción de hojas de cebolla y verter el líquido en una botella de cristal, guardándola en lugar oscuro y tapada. Mezclar la arcilla con el zumo de limón y añadir algo de la cocción de piel de cebolla hasta conseguir una crema. Volver a guardar el líquido de piel de cebolla sobrante, para otras ocasiones.

Uso:

Lavar y frotar los granos con la sal mojada (no disuelta en agua sino humedecida).

Después y sin secar aplicar la crema de arcilla que tenemos preparada; dejar la mascarilla y cuando empiece a secarse retirarla con agua antes de que se seque.

Después empapar la cara con el caldo de piel de cebolla, con una gasa y dejar secar al aire, para que la piel lo absorba.

Repetir esta operación mañana y noche.

3 NARANJA, AVENA Y YOGUR

Necesitas:

La piel de una NARANJA
3 cucharadas de YOGUR NATURAL
2 cucharadas de harina de AVENA

Preparación:

Se mezclan la piel de naranja, previamente rayada, el yogur natural y la harina de avena, hasta conseguir una textura de crema.

Uso:

Aplicar dos veces por semana.

Acúfenos

Los molestos acúfenos consisten generalmente en zumbidos, siseos o campanilleos, que en ocasiones llegan a ser tan fuertes que el paciente es incapaz de oír una conversación normal.

Se producen por la vibración de los tejidos que rodean al oído o por errores en el sistema auditivo. A veces se atribuyen a anomalías vasculares en la cabeza y cuello o a contracciones musculares en los músculos del oído medio.

Propongo a continuación dos remedios naturales para aliviar esta dolencia.

4 PREPARADO DE CEBOLLA

Necesitas:

Una CEBOLLA
Una gasa o trapo fino
Una cuchara metálica
Un frasco cuentagotas

Preparación:

Extraer el corazón de la cebolla y picarla bien. Colocar en una gasita en varios pliegues.

Envolver y escurrir la gasa apretando para extraer el jugo, que debe caer sobre la cuchara metálica, previamente calentada con agua.

Verter el jugo obtenido en un frasco con tapón cuentagotas.

Uso:

Colocar dos o tres gotas vertidas en el oído que se tenga el acúfeno (zumbido) y tapar con un algodón dejándolo toda la noche.

Si los zumbidos son en los dos oídos se hace en ambos. Aunque los zumbidos suelen desaparecer al día siguiente, si no es así se puede seguir el tratamiento todas las noches mientras tenga molestias.

5 LIMÓN, MIEL Y GIRASOL

Necesitas:

Un LIMÓN troceado con su piel
Una cucharada sopera de MIEL pura
Tres cucharadas soperas de PIPAS DE GIRASOL crudas

Preparación:

Verter los ingredientes en medio litro de agua hirviendo; remover y retirar del fuego. Dejar reposar hasta que se entibie; luego colar y guardar en un termo.

Uso:

Tomar un vaso en ayunas y otro al acostarse, durante sesenta días exactos.

Adenoma de próstata

El adenoma de próstata es habitual en los hombres a partir de los 50 años y consiste en un aumento del tamaño de la próstata que presiona el tubo que comunica la vejiga con el exterior y dificulta la salida de orina.

Para reducir la inflamación recomiendo una infusión de adelfilla.

6 INFUSIÓN DE ADELFILLA

Preparación:

Poner 5 gramos de ADELFILLA (Epilobium) en un vaso. Añadirle 200 cc de agua hirviendo, tapar y dejar reposar 15 minutos. Finalmente, colar a través de colador de tela, exprimiendo bien el poso.

Uso:

Tomar tres tazas al día sin endulzar. Esta infusión es excelente para el adenoma, hipertrofia y trastornos de la próstata. Todo hombre de más de 50 años debería tomarla para prevenir estos trastornos en el futuro.

Nota importante:

Hay 20 tipos de adelfilla o Epilobium, pero el herborista deberá suministrarle la de flores más pequeñas, que son las más efectivas, como Epilobium parviflorum, Epilobium montanum, Epilobium roseum y Epilobium palustre.

Estas variedades son las más efectivas, pues el resto tiene muchas menos propiedades medicinales.

Afonía

¿Quién no ha sufrido alguna vez una afonía? Con productos que tenemos habitualmente en casa podemos preparar dos remedios naturales efectivos.

7 PREPARADO DE CEBOLLA Y LIMÓN

Necesitas:

Una CEBOLLA roja no muy grande
Un LIMÓN
Agua

Preparación:

Cortar la cebolla en pequeños trocitos y mezclarla en un recipiente con el zumo de un limón recién exprimido. Añadir agua hasta cubrir la cebolla.
Dejar macerar en reposo toda la noche.
Por la mañana filtrar y verter el líquido en un vaso.

Uso:

Beber el líquido **con una pajita**, muy despacio, para permitir que la acción antibiótica de esta mezcla llegue bien a toda la garganta.

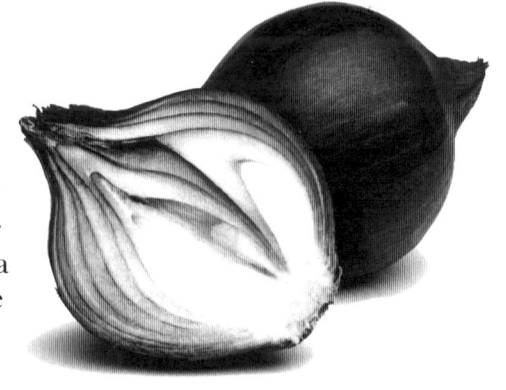

8 LECHE Y CEBOLLA

Necesitas:

Una CEBOLLA (Allium Cepa L.)
Medio litro de LECHE

Preparación:

Cortar la cebolla en rodajitas finas y hervirlas en medio litro de leche.

Uso:

Hacer **gárgaras** con esta cocción varias veces al día. Se hierva a fuego lento durante 5 minutos.

Aftas

Para combatir las molestas aftas recomiendo un preparado de siempreviva, que debe prepararse como se indica a continuación.

9 PREPARADO DE SIEMPREVIVA

Necesitas:

6 gramos de SIEMPREVIVA MAYOR (Sempervivum Tectorum L/ HOJAS)

Preparación:

Añadir a 300 ml de agua hirviendo 6 gramos de hojas troceadas. Tapar y dejar hervir a fuego lento durante 10 minutos.

Después, colar a través de colador de tela fina, exprimiendo bien y guardar el preparado en un envase de rosca opaco. Guardar en la nevera.

Uso:

Se darán varios toques con un algodón en las zonas afectadas varias veces al día; cuantas más, mejor.

Al acostarse y al levantarse se harán enjuagues con este líquido. Renovar y hacer otra decocción cada dos días.

Muchísima constancia.

Alcoholismo

Para ayudar a liberarse de la dependiencia del alcohol, recomiendo una infusión muy efectiva.

10 INFUSIÓN DE SOMBRA DE TORO

Necesitas:

20 gramos de SOMBRA DE TORO - QUEBRACHILLO
(Iodina rhombifolia L.)
AGUA

Preparación:

Poner en un litro de agua hirviendo 20 gramos de esta
planta.
Tapar y dejar hervir a fuego lento 5 minutos. Finalmente,
colar a través de colador de tela, exprimiendo bien el poso de
hierbas y guardar en un termo.

Uso:

Tomar una taza de 250 cntímetros cúbicos todos los días en
ayunas, media hora antes del desayuno.
Repetir durante tres semanas.

Alergias

Para combatir las alergias utilizaremos una mezcla de hierbas que resulta muy efectiva.

11 INFUSIÓN DE CUATRO HIERBAS

Necesitas:

Una pizca de: ROMERO
TOMILLO
VERBENA
ANÍS
400cc de AGUA

Preparación:

Cuando el agua esté hirviendo, añadir las cuatro hierbas.
Retirar del fuego y dejar en reposo cinco minutos. Guardar en un termo. No recalentar.

Uso:

Tomar en dos veces, la mitad media hora antes del desayuno y la otra mitad al acostarse, sin endulzar.

Importante:

Cada día debe prepararse una nueva infusión.

Algomenorrea
(dolor menstrual)

Para los dolores menstruales, propongo dos remedios naturales. Uno es a base de aceite esencial de enebro y el otro un preparado a base de canela y cerveza.

12 FRICCIONES CON ACEITE

Necesitas:

Aceite esencial de ENEBRO
Aceite de ALMENDRAS DULCES

Preparación:

Verter 30 gotas exactas de aceite esencial de enebro en un vaso de aceite de almendras dulces.
Mezclarlos bien y guardar en un frasco de cristal de cierre hermético en lugar oscuro y seco.

Uso:

Realizar fricciones suaves con esta mezcla en la zona de los ovarios (zona dolorida) y en la zona de los riñones y lumbares. Repetir tres a cinco veces al día.
Evitar el frío. Poner encima un paño seco de algodón o lino para conservar el calor.

13 INFUSIÓN DE CERVEZA Y CANELA

Necesitas:

Un vaso de CERVEZA
Un rama de CANELA

Preparación:

Poner a calentar la cerveza y, cuando empiece a hervir, añadirle encima la rama de canela desmenuzada.

Dejar hervir cinco minutos a fuego lento. Después quitar la espuma y dejar reposar.

Colar y guardar en un termo el preparado. El alcohol de la cerveza se habrá evaporado.

Uso:

Tomar la cocción a pequeños sorbos, durante el día. Se puede tomar también en tres veces, ingiriendo una tercera parte del vaso 20 minutos antes del desayuno, comida y cena. No endulzar.

Se debe empezar un día antes de la menstruación y finalizar hasta un día después de la misma.

Alopecia
(caída del cabello)

14 LOCIÓN DE QUINA Y AGUARDIENTE

Necesitas:

Un gramo de CORTEZA DE QUINA DE BRASIL EN POLVO (polvo de QUINA)
Medio litro de AGUARDIENTE BLANCO (ORUJO)
Una cucharadita de las de postre de SAL

Preparación:

Verter el aguardiente en una botella, añadirle la sal y después el gramo de corteza de quina (de venta en farmacias, herboristerías o droguerías).

Cerrar la botella con un corcho y dejar en maceración durante 15 días exactos, volteándolo cada día para que los ingredientes se mezclen bien.

Después de los 15 días colarlo y guardarlo en frascos en lugar oscuro.

Uso:

Empapar, con la palma de la mano, la zona a tratar y masajear después con la yema de los dedos, friccionando con fuerza para que se absorba el preparado en la raíz del pelo.

Una vez seco, repetir la aplicación volviendo a masajear con firmeza. Seguir el tratamiento cada noche, durante cinco minutos, hasta detener la caída del pelo.

Amenorrea
(falta de menstruación)

15 ESENCIA DE CANELA

Necesitas:

Un litro de AGUARDIENTE BLANCO (ORUJO)
50 gramos exactos de PALOS DE CANELA

Preparación:

Introducir los palos de canela en una botella vacía de un litro de capacidad. Añadir la máxima cantidad de agurdiente que quepa. Tapar con un corcho y dejar macerar durante 15 días exactos en lugar oscuro y seco. No agitar. Transcurridos los 15 días, colar y guardar en una botella hermética aparte.

Uso:

Para mayor facilidad, utilizar un frasco de cristal con cuentagotas. Tomar treinta gotas media hora antes del desayuno, comida y cena hasta que aparezca la regla.

Después, seguir tomando estas gotas tres meses más para regular el ciclo y conseguir una regla sin dolor.

Anemia

16 MANZANAS CON EXTRA DE HIERRO

Necesitas:

Una manzana por cada día.
Cinco clavos largos

Preparación:

Clavar en una manzana cinco clavos, atravesándola de un lado a otro.
Pasadas doce horas exactas retirar los clavos.

Uso:

Comer una manzana cada día por las mañanas después del desayuno hasta comprobar, con un análisis de sangre, que se ha recuperado el hierro y la anemia.

Anginas–Amigdalitis

17 GÁRGARAS DE LIMÓN Y BICARBONATO

Necesitas:

El zumo de tres LIMONES frescos
Una cucharadita rasa de las de postre de BICARBONATO
Tres cucharadas soperas de AGUA

Preparación:

Mezclar los ingredientes en un vaso hasta diluir bien el bicarbonato.

Uso:

Hacer gárgaras de tres a cinco veces al día.

Tomar un sorbo, haciendo gárgaras con fuerza para abrir y limpiar las placas de pus que están pegadas a las amígdalas. Expulsar el líquido y repetir con otro sorbo tantas veces como sea necesario, hasta terminar con la cantidad que hemos preparado.

Hacer otro nuevo preparado cada vez que vayamos a hacer las gárgaras.

Antiinflamatorio

18 INFUSIÓN DE HARPAGOFITO

Necesitas:

10 gramos de RAÍZ DE HARPAGOFITO
500 ml de AGUA (medio litro exacto)

Preparación:

Por la noche, machacar los 10 gramos de raíz en un mortero, ponerla en una tartera que no sea de aluminio y añadirle después el agua fría. Llevar a ebullición a fuego lento y, una vez que hierva, dejar a fuego lento durante 20 minutos exactos, ni uno más ni uno menos. Retirar del fuego y dejar en reposo tapado toda la noche.

Por la mañana, colar a través de un colador de tela, exprimiendo bien el poso de la planta y guardar la decocción en un termo. No recalentar. NO ENDULZAR NI AZUCARAR con nada.

Uso:

Se toma el líquido repartido en dos o tres veces a lo largo del día, fuera de las comidas. Cada noche preparar una nueva decocción de Harpagofito, tal como se indica, respetando las dosis exactas indicadas. Es muy útil como antiinflamatorio, para la artritis, reumatismo y artrosis, para afecciones de intestino y para cicatrizar heridas.

Los efectos se notan al llevar tomando un mínimo de dos a tres semanas esta decocción, por lo que hay que ser muy constante.

Artritis

19 INFUSIÓN DE LIMÓN Y ABEDUL

Necesitas:

25 gramos de hojas de ABEDUL (Betula Alba-hojas)
Una cucharada sopera de BICARBONATO
Zumo de cinco LIMONES
Un litro de AGUA

Preparación:

En un litro de agua hirviendo añadir 25 gramos de hojas de abedul y retirar del fuego. Tapar y dejar en reposo durante 25 minutos. Después colar, exprimiendo bien el poso de plantas con un colador de tela para que suelte todo el jugo medicinal.

A continuación, añadir una cucharada sopera de bicarbonato sódico y el zumo de cinco limones. Guardar en un termo.

Uso:

Tomar el litro repartido en tres tomas a lo largo del día, sin endulzar. Agitar antes de usar. No volver a recalentar. Cada día hará una nueva infusión. Respetar al máximo las dosis y el tiempo de infusión.

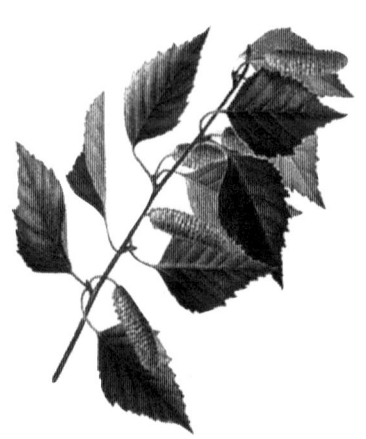

Artrosis

Hay dos infusiones buenas para la artrosis. Una vez más, la naturaleza nos ofrece remedios naturales a través de plantas medicinales.

20 INFUSIÓN DE COLA DE CABALLO

Necesitas:

Una cucharadita de las de postre de COLA DE CABALLO (planta/Equisetum Arvensis)

Preparación:

Poner en una taza una cucharadita de las de postre bien llena de esta hierba. Se le echa agua hirviendo encima hasta casi el borde de la taza, se tapa inmediatamente y se deja reposar medio minuto exacto, ni uno más ni uno menos.

Colar al instante (exactamente al cabo de medio minuto) a través de colador de tela, exprimiendo bien el poso de la hierba.

Uso:

Beber una taza media hora antes del desayuno y otra taza media hora antes de la cena, sin endulzar.

Hay que preparar la infusión solamente para el momento en que la vaya a tomar.

21 TISANA DE ORTIGAS PARA LA ARTROSIS

Necesitas:

Cuatro cucharadas de ORTIGA (hojas/Urtica Dioica)
Agua

Preparación:

Poner en un recipiente cuatro cucharadas soperas rasas de hojas de ortiga seca desmenuzadas. Añadirle 750 cc de agua hirviendo y tapar.

Dejar reposar tres minutos exactos, ni uno más ni uno menos, y después colar a través de colador de tela exprimiendo bien el poso. Guardar en un termo. No se debe recalentar.

Uso:

Tomar la infusión de ortiga repartida en cuatro veces, la mitad de cada taza antes y la otra mitad después del desayuno, comida, merienda y cena. No endulzar. Hacer una nueva infusión cada día.

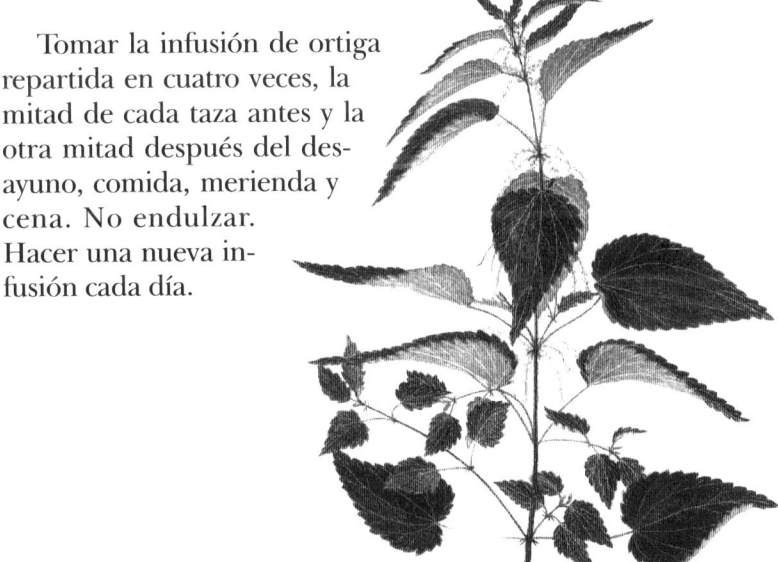

Asma

En este apartado recomendamos dos remedios diferentes, pero igualmente efectivos. Uno es una infusión con una planta de grandes propiedades medicinales, mientras que la otra se prepara con un combinado de alimentos.

22 INFUSIÓN DE MARRUBIO BLANCO

Necesitas:

Dos cucharadas de MARRUBIO BLANCO (hojas y sumidades floridas/Marrubium Vulgare L.)

Preparación:

Poner en una taza dos cucharaditas bien llenas (de las de café) de marrubio troceado. Verter encima agua hirviendo hasta casi el borde de la taza, tapar y dejar en reposo 10 minutos exactos. Colar utilizando un colador de tela, exprimiendo bien el poso.

Uso:

Tomar una taza media hora antes del desayuno, comida y cena. Hacer la infusión para el momento en que la vaya a tomar. No endulzar.

Observaciones

El sabor de esta planta es muy amargo, pero su mal sabor es proporcional a su poderosa acción sanadora. Aconsejo no desanimarse y tomarla con mucha constancia.

23 PREPARADO PARA EL ASMA

Necesitas:

Medio litro de jugo de COL
Medio kilo de AZÚCAR MORENO DE CAÑA
50 gramos de AZAFRÁN
Un HUEVO
Medio kilo de MIEL DE ROMERO

Preparación:

Poner a calentar el jugo de col en un cazo de acero inoxidable junto con el azafrán. Cuando se caliente un poco, agregar la miel y el azúcar. Remover y añadir después el huevo y su cáscara desmenuzada. Cocer todo a fuego lento hasta que no produzca espuma. Dejar enfriar y verter SIN COLAR en tarros de cristal de cierre hermético y boca ancha. Guardar en el frigorífico.

Uso:

Tomar una cucharada sopera media hora antes del desayuno, comida y cena y otra al meterse en la cama por la noche.
Retener la última cucharada de la noche en la boca, tomándola lentamente para que dilaten las vías respiratorias.

Observaciones:

Hay que pesar bien los ingredientes, pues es muy importante para su efecto terapéutico.

Bronquitis

24 JARABE DE FRUTAS Y MIEL

Necesitas:

Una MANZANA
15 HIGOS SECOS
250 gramos exactos de MIEL DE TOMILLO
Un litro de AGUA

Preparación:

Trocear la manzana en ocho partes y ponerla a hervir en el litro de agua, junto con los higos abiertos por la mitad y la miel, durante 10 minutos exactos.

Retirar del fuego y dejar enfriar. Finalmente, colar y guardar el líquido en una botella.

Uso:

Tomar dos cucharaditas de las de postre del jarabe, disueltas en un poco de agua caliente cuatro veces al día. Agitar el frasco antes de usarlo.

Caspa

25 LOCIÓN DE CEBOLLAS Y ENCINA

Necesitas:

Tres CEBOLLAS medianas, cortadas en ruedas
Un litro de ALCOHOL de 96º
Una cucharada sopera de CORTEZA DE ENCINA, picada fina

Preparación:

Poner las ruedas de cebolla en el litro de alcohol, taparlo y dejar en maceración en lugar oscuro y seco durante cuatro días.

Ese mismo día se pone, en medio litro de agua hirviendo, la cucharada sopera de corteza de encina, se tapa y se deja cocer a fuego lento hasta reducir el líquido a la mitad. Luego, se deja enfriar y se mezcla sin colar con el alcohol y las cebollas.

Dejar 24 horas y después colarlo todo a través de un colador de tela, exprimiendo bien el poso. Guardar en un frasco de cierre hermético en lugar oscuro y seco.

Uso:

Por las noches, friccionar el cuero cabelludo con la yema de los dedos. Emplear una cantidad suficiente para todo el cuero cabelludo. Repetir cada noche.

Ciática

El dolor en el entorno del nervio ciático puede ser extremadamente molesto. Afortunadamente, la medicina natural nos ofrece algunas soluciones.

Propongo un remedio de aplicación local y otro en forma de infusión, compuesta por varias hierbas.

26 ACEITE DE LAUREL

Necesitas:

50 gramos de hojas de LAUREL
Un litro de ACEITE DE OLIVA puro y virgen

Preparación:

Cocer las hojas de laurel en el aceite de oliva durante 10 minutos.

Uso:

Se aplica localmente con un paño seco, manteniéndolo encima de la zona afectada toda la noche.

Por el día se renueva cada dos horas.

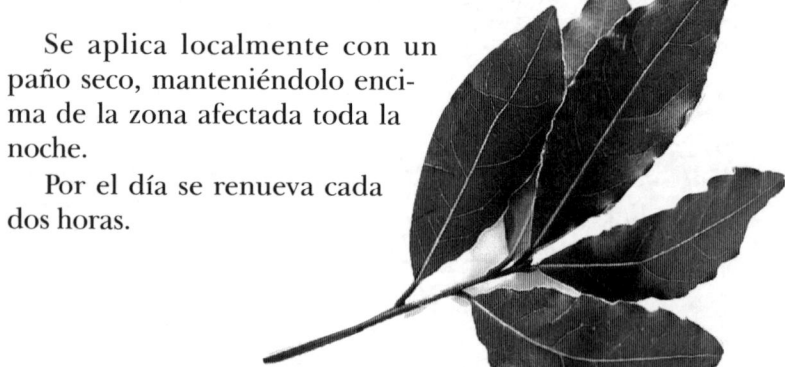

27 INFUSIÓN DE TOMILLO, ORÉGANO Y COLA DE CABALLO

Necesitas:

Medio litro de AGUA
Una cucharada de TOMILLO
Una cucharada de ORÉGANO
Una cucharada de COLA DE CABALLO

Preparación:

Poner el agua a hervir y, cuando empiece a hacerlo, añadirle las plantas. Tapar y dejar cocer a fuego lento durante cinco minutos exactos. Retirar del fuego y dejar tapado reposando 10 minutos, ni uno más ni uno menos. Finalmente colar y guardar en un termo.

Uso:

Tomar tres tazas templadas al día, siempre fuera de las comidas (20 minutos antes o una hora y media después). El tratamiento se puede prolongar hasta sesenta días.

Circulación
(venosa y linfática)

28 INFUSIÓN DE CUATRO HIERBAS

Necesitas:

Una pizca de:
>   ESPINO
>   ANIS
>   SALVIA
>   VERBENA

Preparación:

Añadir a una taza una pizca de cada una de las hierbas. Verter agua hirviendo hasta casi el borde de la taza, tapar y dejar en reposo siete minutos exactos. Colar a través de colador de tela, exprimiendo bien el poso de hierbas.

Uso:

Tomar una taza media hora antes del desayuno, otra después de la comida del mediodía y otra un poco antes de acostarse.

No endulzar. Hacer la infusión para el momento en que la vaya a tomar.

Cistitis

La cistitis es la inflamación aguda o crónica de la vejiga urinaria, que puede estar o no acompañada de una infección. Recomiendo una combinación de plantas medicinales para su tratamiento, así como la preparación de un sencillo zumo y seguir algunos consejos sencillos.

29 INFUSIÓN DE SIETE HIERBAS

Necesitas:

- 24 gramos de hojas de ABEDUL
- 20 gramos de hojas de GAYUBA
- 15 gramos de DIENTE DE LEÓN
- 14 gramos de ESCARAMUJO CON SEMILLA
- 14 gramos de VARA DE ORO
- 10 gramos de VAINAS DE JUDÍAS (sin semilla)
- 3 gramos de flores de HIBISCO (flores)

Preparación:

Pesar bien cada planta en una báscula o balanza de pesar en gramos (esto es MUY IMPORTANTE).

Después mezclar bien las hierbas y guardarlas en un tarro de cristal de cierre hermético, en lugar oscuro y seco.

Poner una cucharada sopera de la mezcla en una taza, verter encima 200 cc de agua hirviendo y tapar. Dejar en reposo 10 minutos exactos.

Finalmente, colar a través de colador de tela, exprimiendo bien el poso de hierbas.

Uso:

Tomar seis tazas al día (mañana, mediodía, después de comer, tarde, después de cenar y la última al acostarse). No endulzar.

La infusión tiene muy buen sabor y es muy eficaz para infecciones de orina y para el dolor de los riñones.

30 ZUMOTERAPIA

En un vaso de agua, colocar dos cucharaditas de vinagre de manzana y dos de miel pura. Tomar después del desayuno, comida y cena.

Ingerir un vaso de agua con una cucharadita de bicarbonato sódico dos veces al día

Preparar una taza de zumo de pepino, mezclado con una cucharada de miel y una cucharada de jugo del lima. Tomar tres veces al día.

Consejos para prevenir la cistitis:

Beber al menos 10 vasos de agua diarios.

Aplicar calor durante 20 minutos al abdomen usando una toalla humedecida en agua caliente.

Realizar una higiene genital esmerada, sobre todo después de mantener relaciones sexuales y al defecar.

Colesterol (exceso)

31 INFUSIÓN DE FLORES DE HIBISCO

Necesitas:

15 gramos de pétalos de HIBISCO (Hibiscus Saldariffa)
Zumo de dos LIMONES frescos

Preparación:

Poner 15 gramos de hibisco en un litro de agua hirviendo, tapar, retirar del fuego y dejar en reposo durante 10 minutos exactos.

Filtrar con colador de tela, exprimiendo bien el resto de hierbas para que suelten todo el jugo medicinal. Guardar en un termo. No recalentar.

Una vez filtrado y guardado añadirle en el termo el zumo de dos limones frescos, mejor grandes. Agitar.

Uso:

Tomar este litro de infusión a lo largo del día, mejor fuera de las comidas, sin endulzar ni recalentar. Cada día prepare una nueva infusión de hibisco. No dejar ni un solo día hasta nuevo aviso. MUCHA CONSTANCIA.

Además...

Lavar bien dos manzanas y rallarlas junto con su piel. Tomarlas durante 15 días seguidos entre las 5 y las 6 de la tarde (hora solar). Repetir esta operación cada dos meses.

La infusión de hibisco es para tomar diariamente, sin interrupción.

32 ALPISTE, LIMÓN Y BERENJENAS

Necesitas:

Dos cucharaditas de ALPISTE
Una BERENJENA mediana
Un litro de AGUA
El zumo de un LIMÓN fresco

Preparación:

Poner el alpiste y la berenjena cortada en el agua fría. Luego poner a hervir y, cuando empiece a hacerlo (cuando entre en ebullición), dejar a fuego lento durante 20 minutos exactos, ni uno más ni uno menos. Colar con colador de tela exprimiendo bien el poso y dejar reposar.

Uso:

Tomar medio vaso diariamente en ayunas al que añadiremos en el momento de tomarlo el zumo de un limón. Debemos mantener esta cura 90 días exactos. Se bebe esta cocción media hora antes del desayuno, medio vaso diariamente sin endulzar.

Y además...

Las nueces, las manzanas asadas sin azúcar, la piña natural fresca y la avena reducen el colesterol.

Colon irritable

33 INFUSIÓN MÚLTIPLE

Necesitas:

Dos pizcas de:
  MEJORANA
  ESPLIEGO
  PETALOS DE ROSA

Preparación:

Poner en una taza dos pizcas de cada hierba y verter agua hirviendo hasta casi el borde de la taza. Tapar y dejar reposar la infusión durante cinco minutos. Colar utilizando un colador de tela, exprimiendo bien el poso de hierbas.

Uso:

Tomar una taza en ayunas media hora antes del desayuno y otra al acostarse.
Hay que beberla muy caliente.
Hacer la infusión solamente para el momento de tomarla.

Conjuntivitis

34 LIMPIEZA DE OJOS CON INFUSIÓN DE HIERBAS

Preparación:

Una pizca de:
    Flor de SAÚCO
    EUFRASIA
    CAMOMILA

Preparación:

En un cuarto de litro de agua hirviendo, añadir una pizca de cada una de las hierbas anteriores. Tapar y dejar hervir a fuego lento durante cinco minutos. Finalmente colar a través de colador muy fino y limpio, utilizado únicamente para este fin.

Uso:

Limpiarse los ojos con este preparado dos a tres veces al día, preferentemente al levantarse y al acostarse. Debe hacer una nueva infusión para cada vez. Usar mientras está tibia.

Contracturas musculares

Un cambio de muebles en casa, una larga jornada de trabajo, etc., pueden desencadenar un dolor muscular (mialgia) incómodo. Pruebe este remedio eficacísimo (déjelo preparado en su botiquín naturista casero).

35 Loción de flores de Espliego

Necesita:

70 gramos de flores frescas de ESPLIEGO
Medio litro de ALCOHOL de 90 grados

Preparación:

Ponga en maceración, durante 15 días, las flores frescas de espliego en medio litro de alcohol de 90º.

Pasado ese tiempo, filtrar el preparado y ya está listo para usar.

Uso:
Aplicar masajes suaves en los músculos agarrotados y doloridos.

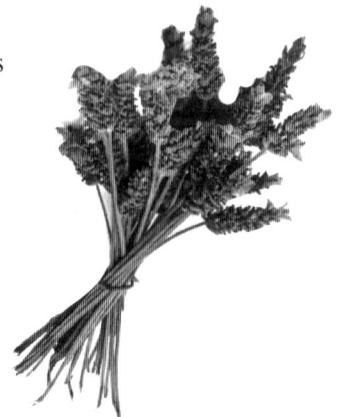

Corazón
(protector cardiovascular)

Mantener sano el músculo que nunca descansa es una de las tareas que todos debemos realizar para mejorar o mantener nuestra calidad de vida. Este preparado con nueces ayudará a este propósito.

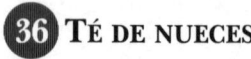 **TÉ DE NUECES**

Necesita:

Siete NUECES
Medio vaso de AGUA

Preparación:

Sacar las pareces leñosas internas de las cáscaras de las siete nueces; molerlas en un molinillo limpio hasta convertirlas en polvo fino. Luego poner el agua a calentar (el medio vaso) y, cuando rompa a hervir, echarle el polvo de la parte interna de nuez que hemos molido.

Hervir a fuego lento durante 1 minuto y después retirar del fuego. A continuación, dejar reposar toda la noche.

Uso:

Por la mañana, templar un poco la infusión (no volver a hervirla) y después colarla con un colador metálico. BEBERLA EN AYUNAS, media hora antes del desayuno, sin endulzar y junto con el polvillo y el agua que atraviesa el colador.

Seguir el tratamiento 90 días.

Dermatitis

37 DECOCCIÓN DE MARRUBIO BLANCO

Necesitas:

Hojas y sumidades floridas de MARRUBIO BLANCO (Marrubium Vulgare L.)

Preparación:

Poner en un litro exacto de agua hirviendo 200 gramos de esta planta, bien pesados. Tapar y dejar hervir a fuego lento durante cinco minutos exactos. Después colar a través de colador de tela, exprimiendo bien el poso y guardar en un termo. No recalentar.

Uso:

Aplicar con una gasa empapada de esta cocción en las zonas afectadas varias veces al día, dejando secar al aire. Por las noches es muy efectivo cubrir la zona afectada de la piel con una gasa empapada en este líquido y dejarlo hasta que se seque o hasta la mañana siguiente.

Por el día, si tiene tiempo, haga lo mismo, colocando una gasa empapada en las zonas afectadas y dejar que se seque, renovando con frecuencia.

Diabetes

Os propongo varios remedios naturales para la diabetes, que ayudarán a controlar esta enfermedad crónica que, en España, afecta a más de cinco millones de personas.

Son una pequeña ayuda a los que sufrís de exceso de azúcar en sangre o tendencia prediabética. Además, no olvidéis hacer ejercicio físico de forma regular y llevar una dieta sana y natural.

38 Hojas de Stevia / Estevia

Necesitas:

Una cucharada sopera de hojas de ESTEVIA finamente picadas
Un cuarto de litro de AGUA

Preparación:

Cocer la stevia en el agua durante 5 minutos a fuego lento y colarla.

Uso:

Tomar una taza antes de cada comida. No endulzar.

39 SALVIA Y NOGAL

Necesitas:

Hojas de SALVIA
Hojas de NOGAL

Preparación:

Poner en 400 cc de agua hirviendo dos pizcas de salvia y cuatro de nogal. Tapar y dejar hervir a fuego lento durante 10 minutos exactos. Luego colar y guardar en un termo.

Uso:

Tomar la mitad por la mañana y la otra mitad por la noche al acostarse. No endulzar.
Cada mañana hacer una nueva infusión. No recalentar.

40 PREPARADO DE HORTALIZAS Y VERDURAS

Necesitas:

CALABAZA o NABO. Cuando no haya calabaza utilizar nabo, pero no utilice calabaza y nabo juntos.
ZANAHORIA
CEBOLLA
COL

Preparación:

Se pican muy menudas cada una de las verduras citadas. Se ponen a hervir tres litros de agua y se le van añadiendo las verduras siguiendo esta pauta: Primero la cebolla y dejarla hervir dos minutos exactos. A continuación, el resto de las verduras juntas y se dejan hervir 20 minutos exactos, tapadas y a fuego lento. Luego se dejan reposar 20 minutos fuera del fuego.

Guardar en la nevera. Puede estar tres días, pero si después sobra algo tirarlo y preparar otro cocimiento.

Uso:

Tomar una taza de unos 200 centímetros cúbicos 45 minutos antes del desayuno, comida y cena. **No se debe tomar ningún alimento antes de que pasen, como mínimo, 30 minutos des pués de beber el preparado**. Se puede entibiar antes de tomarlo pero sin que llegue a hervir (muy importante).

Además de indicado para la diabetes, es eficaz para los sofocos menopáusicos, sudores, "sangre espesa" y para nivelar el azúcar en la sangre.

41 HIERRO Y CANGREJOS

Necesitas:

Una cucharadita de las de postre de polvo de HIERRO
12 caparazones de CANGREJOS DE RÍO
Medio vaso de AGUA

Preparación:

Tostar los caparazones de cangrejo de río (que sean de río, es importante) en la sartén o el horno para que resulte más fácil molerlos. El tiempo de cocción dependerá del tamaño de los caparazones.

Por otra parte, dejar las virutas de hierro en remojo en medio vaso de agua, durante toda la noche. Por la mañana filtrar el agua con un colador.

Por la mañana moler en un molinillo de café muy limpio (que no tenga restos de café) las cáscaras de cangrejo hasta reducirlas a polvo. Pasarlo por un tamiz o colador para ir separando el polvo más fino.

Por último, echar una cucharadita rasa (de las de café) del polvo de cangrejo en el agua filtrada del hierro y disolverlo bien.

Remover bien antes de beberlo.

Uso:

Tomar diariamente un vaso en ayunas media hora antes del desayuno (entre uno y tres meses se reduce el nivel de glucosa en la sangre).

No dejar ningún día sin tomar este preparado.

El polvo de hierro será nuevo cada día, no sirve el filtrado. Los caparazones de cangrejo molidos (el polvo finísimo) se guarda en un bote de cierre hermético. No debe coger humedad.

Diarrea

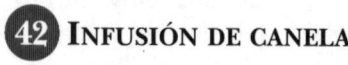

42 INFUSIÓN DE CANELA

Necesitas:

Una rama de CANELA
Medio litro de AGUA

Preparación:

Poner el agua a calentar y cuando rompa a hervir añadirle la rama de canela troceada. Tapar y dejar a fuego lento TRES minutos EXACTOS; ni un minuto más ni uno menos. Colar.

Uso:

Tomar la cocción a sorbos durante el día, sin endulzar ni recalentar de nuevo.

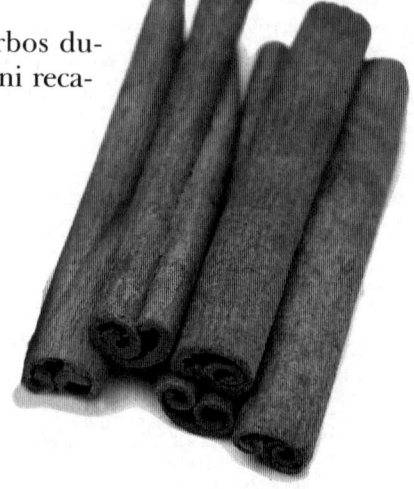

Dismenorrea
(menstruación dolorosa)

43 INFUSIÓN DE CUATRO HIERBAS

Necesitas:

Seis pizcas de:
> MARAVILLA
> BOLSA DE PASTOR
> SALVIA
> ESPLIEGO

Preparación:

Poner en un recipiente seis pizcas de cada una de las plantas anteriores y verter encima tres cuartos de litro de agua hirviendo. Tapar y dejar reposar durante siete minutos exactos, ni uno más ni uno menos.

Después colar a través de un colador de tela, exprimiendo bien el poso de hierbas.

Guardar en un termo. No recalentar.

Uso:

Tomar la infusión repartida en tres veces a lo largo del día (mañana, tarde y noche). Empezar el tratamiento cinco días antes de la regla, prolongándolo hasta cinco días después.

Dispepsia
(digestiones lentas)

44 INFUSIÓN "BUEN PROVECHO"

Necesitas:

Cinco cucharadas soperas de:
          CENTAURA MENOR
          MENTA
          MILENRAMA
          Flores de MANZANILLA

Preparación:

Mezclar en un tarro de cristal de cierre hermético 5 cucharadas soperas bien llenas de cada planta medicinal; guardarlas bien cerradas en lugar oscuro y seco. Renovar cuando se termine en la misma proporción.

Uso:

Poner una cucharada sopera en una taza, verter encima 200 cc de agua hirviendo, tapar y dejar en reposo 10 minutos. Colar a través de un colador de tela, exprimiendo bien el poso de hierbas y tomar después del desayuno, comida y cena sin endulzar.

Si hay gases, añadirle hinojo y comino; si hay opresión después de comer, genciana y diente de león. Se mezclan en la misma proporción con las demás en el tarro de cristal.

Dolor de muelas

Aquí os dejo algunos remedios de urgencia para un dolor dental o de muelas. ¡Pero no os olvidéis de ir al dentista!

45 ENJUAGUE BUCAL "ESPECIADO"

Necesitas:

Cinco CLAVOS (especia)
Unas hebras de AZAFRÁN
Una taza de AGUA
Una pizca de SAL

Preparación:

En un cazo u olla se colocan todos los elementos, se mezclan bien y se lleva a ebullición durante 10 minutos. Se retira del fuego, se deja enfriar y se filtra.

Uso:

Se utiliza como enjuague 4 o 5 veces al día. Se puede guardar en un termo para que no pierda propiedades.

46 INFUSIÓN DE SAÚCO:

Realizar un enjuague bucal con infusión de saúco, una pizca de pimienta, otra de sal y 1/3 taza de vino. Cuatro a seis veces al día.

47 PEREJIL FRESCO

Masticar unas hojas de perejil fresco y dejarlas ensalivadas en el área dolorida. Además, este remedio ayuda a combatir la halitosis.

DIGITOPUNTURA DE URGENCIA

Presionar con la punta de un bolígrafo la zona comprendida en el borde ungueal (raíz de la uña), hacia el exterior de la uña del dedo índice de ambas manos, la que "mira" hacia el dedo pulgar.

Presionar firmemente durante tres minutos, comenzando con el dedo derecho y terminando con el izquierdo. Repetir siempre que sea necesario.

Eccemas

Para las eccemas propongo tres remedios diferentes: Una infusión, una mezcla de hierbas para hacer vahos y una mascarilla, que complementa a los anteriores.

48 INFUSIÓN MÚLTIPLE

Necesitas:

Raiz de BARDANA
ZARZAPARRILLA
PEREJIL

Preparación:

Poner en 750 cc de agua hirviendo seis cucharaditas de las de café bien llenas de raíz de bardana trocedada y seis de zarzaparrilla; dejar hervir a fuego lento bien tapado durante siete minutos. Seguidamente, retirar del fuego y añadirle encima seis cucharaditas de perejil seco, tapar y dejar reposar todo junto cinco minutos más.

Finalmente, colar a través de colador de tela, exprimiendo bien el poso de hierbas y guardar en un termo.

No recalentar.

Uso:

Tomar el contenido del termo repartido en tres veces, la primera media hora antes del desayuno y las dos restante después de la comida y cena. No endulzar.

49 VAHOS CONTRA LOS ECCEMAS

Necesitas:

Un puñadito de:
        MANZANILLA
        Flores de SAÚCO
        Cola de CABALLO
Dos litros de AGUA

Preparación:

Hervir el agua, echar los ingredientes, remover y retirar del fuego pasados unos 30 segundos

Uso:

Con el preparado se hacen vahos con la cabeza cubierta con una toalla durante cinco minutos, dejando que lleguen a la cara y zonas de eccema o en la zona afectada.

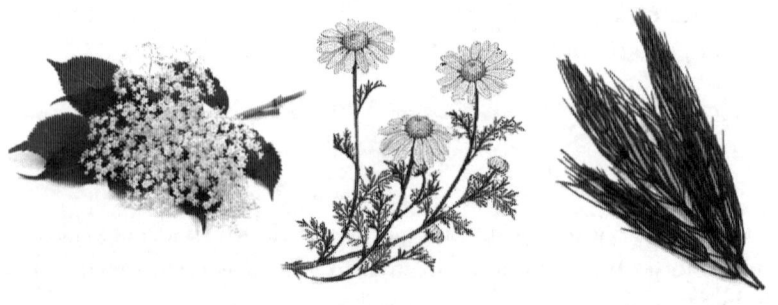

50 MASCARILLA ANTIECCEMAS

Necesitas:

50 gramos de PEREJIL fresco
Una ZANAHORIA con su piel fresca
Una cucharada sopera de MIEL de buena calidad
Un LIMÓN

Preparación:

Licuar en una licuadora el perejil, la zanahoria y el limón entero. No tirar la pulpa de los vegetales exprimidos. En un plato añadir la pulpa exprimida (los restos de los vegetales) y mezclarla con la cucharada grande de miel. Después verter tres cuartos de vaso del zumo licuado sobre esta mezcla. A continuación amasarlo todo muy bien.

Uso:

Se aplica una capa gruesa de este preparado sobre el eccema o zonas con eccema y se deja actuar media hora exacta.

Repetir el tratamiento durante siete días. RECUERDA QUE ESTA MASCARILLA SE HARÁ DESPUÉS DE LOS VAHOS DE MANZANILLA, SAÚCO Y COLA DE CABALLO.

Primero siempre los vahos y después la mascarilla, por este orden.

Enuresis
(para que los niños dejen de hacerse pis en la cama)

51 SAQUITO MULTIHIERBAS

Necesitas:

Un AJO FRESCO troceado
Dos cucharaditas de postre de SEMILLAS DE HINOJO
Una cucharada sopera de TOMILLO
Un saquito de tela (lino o algodón) de 10 x 10 cm.

Preparación:

Muy simple: introducir todos los ingredientes mezclados en el saquito y cerrarlo.

Uso:

Sujetar el saquito con un imperdible a la chaqueta del pijama, por la parte interior, para que quede en contacto con la piel. Realizar cada noche, cambiando el ajo del saquito cada tres días.

Repetir durante treinta días seguidos, sin interrupción. Una vez corregido el problema, ir retirando paulatinamente el saquito, prescindiendo de él en días alternos, después cada dos días y así sucesivamente.

Si el niño reincide, comenzar de nuevo el tratamiento.

Estreñimiento
(no crea hábito)

52 JARABE DE MIEL, LINO Y REGALIZ

Necesitas:

Cuatro cucharadas soperas de semillas de LINO
Dos cucharadas soperas de raíz de REGALIZ molida
1/4 litro de AGUA destilada
Cuatro cucharadas soperas de MIEL

Preparación:

Hervir las semillas de lino y la raíz de regaliz en el agua destilada por espacio de 20 minutos exactos. Después se le añade la miel. Guardar en un frasco de cristal de boca ancha y cierre de rosca hermético.

Uso:

Tomar dos cucharadas soperas al acostarte y dos al levantarse por las mañanas.
Preparar más antes de que se termine.

Estrías en la piel

53 FÓRMULA DE ALOE VERA

El aloe vera es una planta verdaderamente extraordinaria. Os dejo esta receta para tratar y prevenir las estrías, tan comunes en el embarazo o cuando se adelgaza.

Necesitas:

Cuatro cápsulas de VITAMINA A (de venta en farmacias o herboristerías)
½ taza de ACEITE DE OLIVA virgen
¼ taza de ALOE VERA (la parte gelatinosa de dentro de la penca o látex verde)
Seis cápsulas de VITAMINA E (de venta en farmacias o herboristerías)

Preparación:

Mezclar bien los ingredientes en la licuadora. Luego se vacía la mezcla en un frasco y se guarda en el refrigerador.

Uso:

Se aplica una vez al día en el abdomen y en los sitios donde suelen salir estrías. Si se es constante y se aplica todos los días, es posible que evites que aparezcan.

Puedes aplicar con crema de manteca de cacao o crema de elastina para potenciar los efectos antiestrías, sobre todo durante la gestación o si estás siguiendo una dieta de adelgazamiento.

Faringitis

54 INFUSIÓN DE TOMILLO, LIMÓN Y MIEL

Necesitas:

Una cucharada sopera de TOMILLO
Zumo de medio LIMÓN
Una cucharada de MIEL DE ROMERO

Preparación:

Verter medio vaso de agua hirviendo encima de una cucharada sopera de tomillo. Tapar y dejar reposar 10 minutos exactos. Colar y añadirle, antes de tomarla, el zumo de medio limón y una cucharada de miel de romero.

Uso:

Beber lentamente la infusión con una pajita, introduciéndola en la garganta tanto como sea posible, para que llegue la infusión a las mucosas.
Beber lentamente.
Se pueden tomar tres a cuatro infusiones al día. Hacerla para el momento de tomarla.

Gastritis

55 MACERACIÓN DE MALVAVISCO

Necesitas:

Raíz de MALVAVISCO

Preparación:

En un molinillo de café bien limpio triturar las raíces de malvavisco hasta convertirlas en polvo. Colocàr en un pote ocho cucharadas soperas exactas de este polvo y verter un litro exacto de agua fría (el resto que sobra guardarlo en un bote de cierre hermético en lugar oscuro y seco).

Mantener tapado el pote con las ocho cucharadas soperas de polvo de malvavisco y el litro de agua durante 12 horas exactas. Después filtrar a través de colador de tela, exprimiendo bien el poso y apartar el líquido.

No cocerlo ni recalentarlo.

Uso:

Coger medio vaso de cada vez y unir a otro bien caliente. Puede también cogerse un vaso y calentarlo, pero EVITAR QUE HIERVA y solo se calienta lo que se usa cada vez. Tomar un vaso a pequeños sorbos CUATRO VECES AL DÍA con mucha constancia.

Cada dos días preparar otro litro de esta maceración porque se pierden sus propiedades si se deja más tiempo hecha.

Hemorroides

56 POMADA DE ESPINACAS

Necesitas:

Tres hojas de ESPINACAS frescas
Una cucharada sopera de ACEITE DE OLIVA

Preparación:

Picar las espinacas en trocitos tan finos como sea posible. Mezclar las espinacas con el aceite, mojándolas bien hasta que se forme una pasta homogénea. Remover bien.

Uso:

Coger con la punta del dedo una pequeña cantidad de pasta e introducirla en el esfínter anal.

El resto, sobre unas gasitas, se aplica en el ano sujetándolo con esparadrapo y con la ropa interior. Mantener el emplasto el tiempo necesario hasta que las hemorroides se desinflamen y dejen de molestar.

Se puede poner por las noches al acostarse. Repetir tanto como sea necesario.

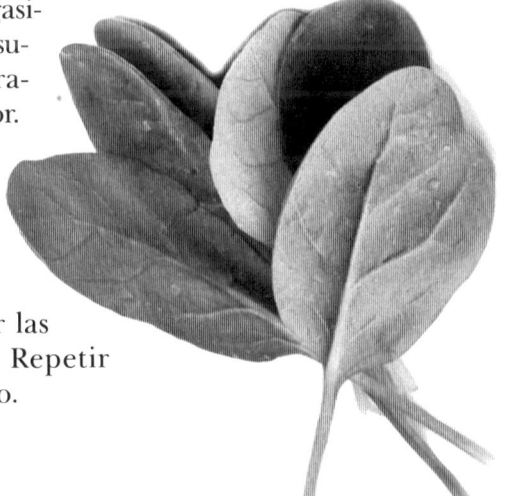

Hepatitis
(problemas de hígado)

57 **INFUSIÓN DE DESMONIUM**

Necesitas:

10 gramos de DESMODIUM (planta seca/Desmodium Adscendens DC)
Un litro de AGUA

Preparación:

Verter en un litro de agua hirviendo 10 gramos exactos y bien pesados de esta planta seca. Tapar y dejar hervir a fuego lento durante 15 minutos exactos, luego retirar del fuego y dejar también tapado y en reposo otros 15 minutos, ni uno más ni uno menos.

Finalmente colar a través de colador de tela, exprimiendo bien el poso de la planta y guardar en un recipiente de cristal. NO VOLVER A RECALENTAR. Guardar al abrigo de la luz a temperatura ambiente y tapado.

Uso:

Se toma la infusión a lo largo del día, mejor fuera de las comidas, en tres o cuatro veces a lo largo del día (mañana, tarde y noche). Cada día por la mañana preparar una nueva infusión. Cada treinta días de tratamiento descansar 10 de tomar esta infusión.

Recuerda: treinta días de infusión y 10 de descanso pero repitiendo de nuevo al cabo de los 10 días.

No endulzar.

Hidropesia
(retención de líquidos)

58 VINO DE CEBOLLA

Necesitas:

Medio kilo de CEBOLLA (bulbo fresco)
Un litro de VINO BLANCO seco de buena calidad

Preparación:

En un litro de vino blanco seco de buena calidad macerar durante seis días exactos (ni uno más ni uno menos) medio kilo de cebolla troceada fresca y pelada.

Dejar reposar en lugar oscuro y seco en un recipiente de cierre hermético durante los seis días y después filtrar a través de un colador de tela, exprimiendo bien el poso para que suelte el líquido medicinal. Agregar por último 100 gramos exactos de miel de buena calidad.

Remover mezclando bien y guardar en un frasco de cierre hermético y cristal oscuro en lugar fresco y seco.

Uso:

Tomar de 8 a 10 cucharadas soperas a lo largo del día. Agitar antes de usar.

Hipertensión
(tensión alta)

59 INFUSIÓN DE OLIVO Y ESPINO BLANCO

Necesitas:

Hojas de OLIVO
ESPINO BLANCO

Preparación:

Verter en medio litro de agua hirviendo dos pizcas de olivo y dejar hervir a fuego lento, tapado, durante siete minutos exactos, ni un minuto más ni uno menos.

Después retirar del fuego y añadirle 2 pizcas de espino; tapar y dejar reposar fuera del fuego todo junto cinco minutos exactos.

Finalmente colar a través de colador de tela, exprimiendo bien el poso de hierbas; guardar en un termo y no volver a recalentar. No endulzar.

Uso:

Tomar la infusión repartida en dos veces, a media mañana y al acostarse, sin endulzar.

Cada día hay que hacer una nueva infusión.

Hiperuricemia
(exceso de ácido úrico)

60 ZUMO PARA EL ÁCIDO ÚRICO

Necesitas:

Cuatro ZANAHORIAS
Un MANGO
30 gramos de FRESAS
Una rodaja de PIÑA
Un LIMÓN
Un PEPINO pequeño

Preparación:

Extraer, por separado, el jugo de cada uno de los ingredientes y luego mezclarlo.

Uso:

Se debe beber de inmediato, preferiblemente por la mañana y por la tarde.

61 AGUA DE CEBOLLA

Hervir media cebolla en un litro de agua durante tres minutos. Dejar en reposo durante cinco minutos y colar.
Beber una taza tres veces por día. Puede añadir una cucharadita de miel.

Hipotensión
(tensión baja)

62 INFUSIÓN DE CARDO MARIANO

Necesitas:

40 gramos de CARDO MARIANO (raíz)

Preparación:

Colocar el cardo mariano en un litro de agua hirviendo, tapar y dejar hervir a fuego lento durante 10 minutos.

Finalmente, colar a través de colador de tela, exprimiendo bien el poso, y guardar en un termo. No recalentar.

Uso:

Tomar repartido en tres veces a lo largo del día.

No endulzar.

Cada día hacer una nueva in-fusión.

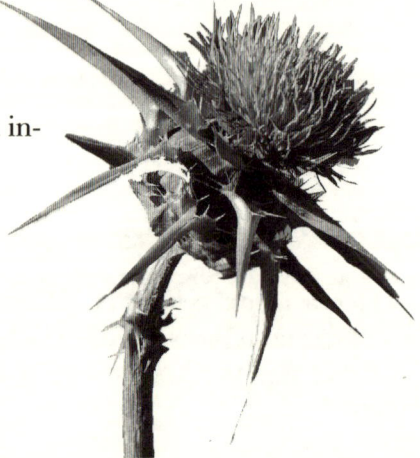

Hipotiroidismo

El hipotiroidismo es un trastorno que se manifiesta cuando la glándula de la tiroides (situada en la base de la garganta, cerca de la tráquea) produce menos hormonas tiroideas de las necesarias. Estas hormonas, llamadas T4 y T3, son esenciales porque regulan el metabolismo y muchas funciones del cuerpo. Cuando faltan hormonas tiroideas, el cuerpo funciona "más lento". Esto afecta al metabolismo, al cerebro, corazón, a la digestión y otros sistemas, provocando una disminución general de la actividad del organismo.

63 INFUSIÓN DE POLEO, HIERBA MATE Y JENGIBRE:

Preparación:

Colocar 1 cucharadita de hojas de poleo, 1 de hierba mate y 1 cucharada de postre de jengibre fresco picado en una taza de agua hirviendo y agregar miel para proporcionar más nutrientes.

Uso:

Tomar tres tazas al día añadiendo una pizca de PIMIENTA DE CAYENA en cada taza antes de tomarla.

Inapetencia
(falta de apetito)

64 INFUSIÓN DE CÁSCARAS DE NARANJA

Necesitas:

La piel de una NARANJA mediana
Un vaso de AGUA

Preparación:

Hervir la piel troceada de la naranja en un cazo durante 10 minutos, a fuego lento. A continuación, colarla.

Uso:

Tomar diariamente, durante el transcurso de cada comida, un vaso de cada vez, a sorbos.

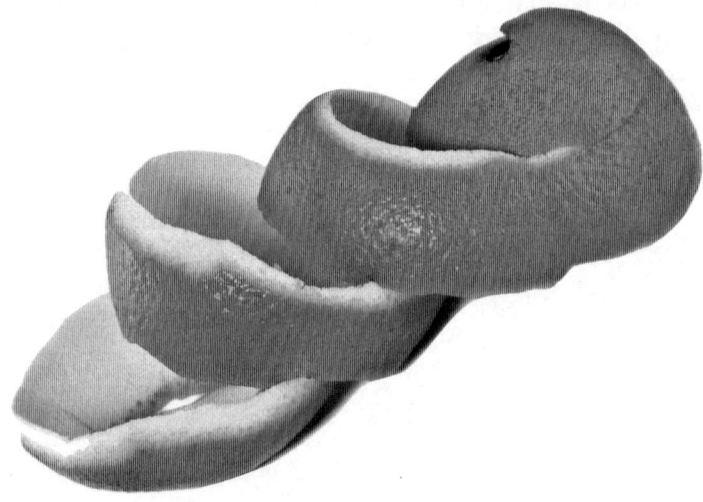

Lactancia
(para aumentar la leche materna)

65 MULTIINFUSIÓN

Necesitas:

20 gramos de ANÍS (semillas)
20 gramos de COMINO (semillas)
20 gramos de ENELDO (semillas)
20 gramos de HINOJO (semillas)
20 gramos de VERBENA (hierba)

Preparación:

Mezclar bien las plantas en un tarro de cristal de cierre hermético. Se guarda en lugar oscuro y seco. Poner en una taza una cucharada sopera de la mezcla y añadirle encima agua hirviendo. Tapar y dejar reposar 10 minutos. Finalmente, colar con colador de tela exprimiendo bien el poso de hierbas.

Importante: Antes de añadirle el agua hirviendo, triturar bien las semillas en un mortero para que se abran y pueda actuar el agua hirviendo y extraer los principios medicinales. Solo para cuando la vayas a preparar, las del bote se guardan sin triturar.

Uso:

Tomar tres tazas al día sin endulzar. La constancia es fundamental. Debes beber, además, dos litros de agua a lo largo del día para que la producción de leche sea efectiva.

Laringitis

66 TÉ DE ERÍSIMO

Necesitas:

60 gramos de ERÍSIMO (planta)
Un litro de AGUA

Preparación:

Poner 60 gramos en un recipiente y verter encima 1 litro de agua hirviendo. Tapar y dejar reposar 20 minutos exactos. Finalmente, colar a través de colador de tela exprimiendo bien el poso de plantas.
Guardar en un termo y no volver a recalentar.

Uso:

Tomar en tres veces a lo largo del día.

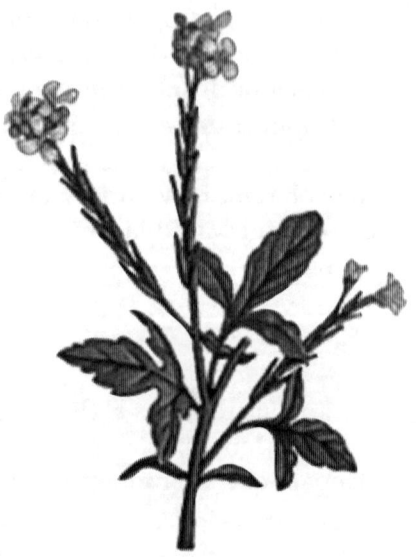

Litiasis renal
(cálculos)

67 INFUSIÓN DE TILO, MENTA Y ARENARIA

Necesitas:

Tres pizcas de CORTEZA DE TILO
Dos pizcas de MENTA
Tres pizcas de ARENARIA

Preparación:

En un cuarto de litro de agua hirviendo añadir tres pizcas de corteza de tilo. Tapar y dejar hervir a fuego lento durante siete minutos exactos, ni uno más ni uno menos, y retirar del fuego.

Destapar y añadir dos pizcas de menta y tres de arenaria. Tapar de nuevo y dejar reposar cinco minutos exactos.

Finalmente, colar a través de colador de tela, exprimiendo bien el poso de hierbas

Uso:

Tomar una taza en ayunas media hora antes del desayuno y otra al acostarse, sin endulzar.

Hacer la infusión solo para el momento en que se vaya a tomar.

Menopausia
(sofocos, sudoración...)

Os aconsejo dos remedios efectivos para los síntomas de la menopausia.

68 INFUSIÓN DE MARAVILLA

Necesitas:

Dos pizcas de MARAVILLA
Dos pizcas de MILENRAMA
Una pizca de ABEDUL

Preparación:

Poner en una taza dos pizcas de maravilla, dos de milenrama y una de abedul.

Verter encima agua hirviendo justo hasta casi el borde de la taza. Tapar y dejar en reposo cinco minutos exactos.

Colar a través de colador de tela exprimiendo bien el poso de hierbas.

Uso:

Beber una taza en ayunas media hora antes del desayuno y otra taza al acostarse. No endulzar.

Hacer la infusión solo para el momento en que la vayas a tomar.

Tomar durante ocho días, alternándolos con otros ocho de descanso, y repitiendo este ciclo hasta la desaparición de los síntomas menopáusicos.

69 VERDURAS, FRUTAS Y SALVIA

Necesitas:

Un LIMÓN
Seis ramas de APIO fresco
50 gramos de PEREJIL fresco
Tres cucharadas soperas de SALVIA seca
Dos litros de AGUA

Preparación:

Trocear el apio y el limón (con cáscara pero sin los extremos) y hervir todos los ingredientes durante 30 minutos exactos a fuego lento.

Dejar reposar 10 minutos exactos. Colar el preparado y guardarlo en botellas.

Uso:

Tomar, como sustituto del agua, al menos tres vasos al día un mínimo de nueve días y repitiendo si persisten los sofocos.

No tiene contraindicaciones y se puede usar el tiempo que haga falta.

Meteorismo
(gases)

70 MULTIINFUSIÓN "ANTIGASES"

Necesitas:

20 gramos de HINOJO (semillas)
20 gramos de COMINO (semillas)
20 gramos de MILENRAMA
20 gramos de ANGÉLICA (raíz)
10 gramos de ANIS ESTRELLADO
10 gramos de CENTAURA MENOR

Preparación:

Mezclar bien y guardar en un tarro de cristal de cierre hermético. Pesar bien antes cada planta en una báscula que pese en gramos, con exactitud.

Guardar el tarro en lugar oscuro y seco.

Uso:

Poner en una taza una cucharada sopera de esta mezcla. Verter encima 200 cc de agua hirviendo, tapar y dejar en reposo la infusión 10 minutos. Finalmente, colar a través de colador de tela, exprimiendo bien el poso de hierbas.

Tomar una taza después del desayuno, comida y cena sin endulzar.

Hacer la infusión solamente para el momento en que la vaya a tomar.

Beberla a sorbos, despacito.

Migraña
(dolor de cabeza)

71 INFUSIÓN DE CLAVO

Necesitas:

Cinco unidades de CLAVO (especia)
200cc de AGUA fría

Preparación:

Se echan los cinco clavos a 200 cc de agua fría y se lleva a ebullición. Se retira del fuego al comenzar a hervir.

Se deja enfriar, tapado, y se cuela cuando esté frío a través de un colador de tela, exprimiendo bien el poso de clavo con el colador.

Uso:

Se beben cuatro o más tazas al día, durante las crisis dolorosas de jaqueca u otro dolor de cabeza, cualquiera que sea su origen. En casos muy intensos de dolor se puede tomar una taza cada dos horas.

72 PREPARADO ANTIMIGRAÑAS

Necesitas:

5 ml de BILIS DE BUEY (y si no hay de buey sirve de cordero)
Una cucharadita (de las de café) de bicarbonato sódico
75 ml de agua destilada
10 gotas de zumo de limón

Preparación:

Extraer los 5 ml de bilis de buey con una jeringa, así verificamos que sean 5 mililitros exactos (la bilis de buey fresca la pediremos en una carnicería o matadero). Si no hay de buey sirve de cordero, pero es mejor de buey.

Después vertemos la hiel (bilis) en un vaso de cristal con los 75 ml de agua destilada (se compra en farmacias). Por último, se le añade el zumo de limón y el bicarbonato sódico. Remover bien y guardar en un frasco de cristal con cuentagotas y guardar en la nevera.

Uso:

La primera semana tomar 10 gotas disueltas en dos dedos de agua mineral sin gas media hora antes del desayuno, comida y cena.

La segunda semana, 15 gotas; la tercera, 20 gotas, y a partir de la cuarta semana, 30 gotas.

Seguir después tomando estas 30 gotas media hora antes del desayuno, comida y cena durante sesenta días.

Aagitar el frasco antes de usar.

La mejoría empieza a producirse a partir de la segunda semana.

73 MULTIINFUSIÓN CONTRA LA MIGRAÑA

Necesitas:

Dos pizcas de:
> ABEDUL
> VERBENA
> MILENRAMA
> ALBAHACA
> TREBOL DE AGUA

Preparación:

Colocar las hierbas en medio litro de agua hirviendo, tapar, retirar del fuego y dejar en reposo siete minutos exactos, ni uno más ni uno menos.

Filtrar a través de un colador de tela limpio, exprimiendo bien el poso de hierbas.

Uso:

Tomar tres tazas muy calientes al día, entre las comidas y sin endulzar.

Preparar la infusión en el momento de tomarla.

Osteoporosis

Para la descalcificación de los huesos, sobre todo en la menopausia, nada mejor que esta sencilla fórmula a base de cáscara de huevo.

74 ZUMO DE LIMÓN CON HUEVO

Necesitas:

Un HUEVO entero bien limpio
Un vaso de zumo de LIMÓN

Preparación:

Sumergir el huevo en un vaso de zumo de limón y colocar la cáscara del limón encima para mantenerlo sumergido.
Dejar todo en maceración toda la noche hasta la mañana siguiente.

Uso:

Por la mañana, retirar el huevo y beber el zumo de limón.

Otitis y dolor de oídos

75 GOTAS DE FLORES DE SAÚCO

Necesitas:

Flores de SAÚCO (Sambucus Nigra)

Preparación:

Realizar una infusión de 3 gramos de flores por cada 100de agua. Tapar y dejar en reposo 5 minutos. Colar y dejar entibiar.

Uso:

Echar unas gotas en el oído tres veces al día (tres gotas de cada vez).

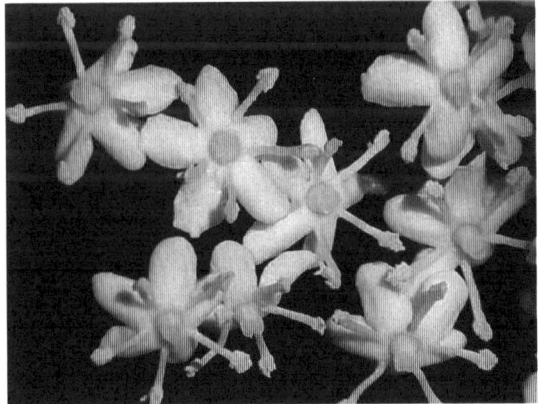

Flores de saúco.

Parotiditis
(paperas)

76 INFUSIÓN DE FRESNO

Necesitas:

15 gramos de hojas de FRESNO (Fraxinus Excelsior)

Preparación:

Poner en un recipiente 15 gramos de hojas de fresno y verter encima 300 cc de agua hirviendo. Tapar y dejar reposar 30
minutos exactos. Finalmente, colar a través de un colador de
tela, exprimiendo bien el poso y guardar en
un termo.
No recalentar.

Uso:

Tomar la infusión repartida
en tres veces a lo largo del día
(mañana, tarde y noche) sin
endulzar.

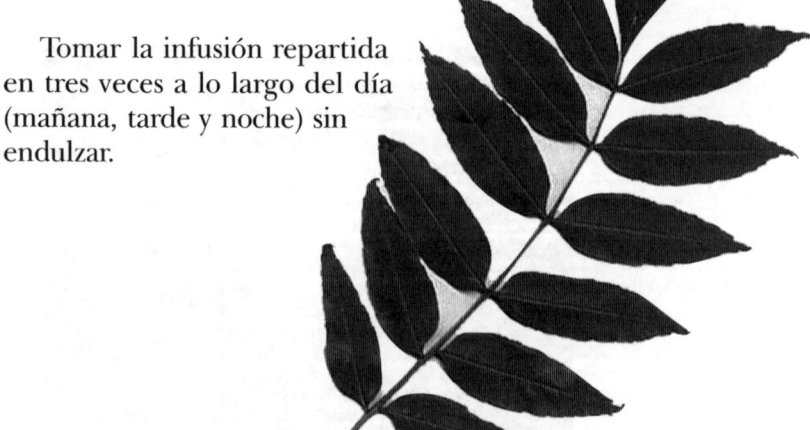

Pie de atleta
(hongos en los pies)

77 ALCOHOL DE ENEBRO

Este alcohol combate de manera eficaz los hongos de los pies, tanto en las uñas como en el llamado "pie de atleta", entre los dedos o en la planta de los pies.

Necesitas:

100 gramos de bayas de ENEBRO
ALCOHOL de 96°
AGUA MINERAL sin gas

Preparación:

Abrir superficialmente con un cuchillo o aplastar con un golpe seco las bayas de enebro. Cubrirlas con el alcohol y dejar macerar durante 10 días exactos.

Antes de aplicar, mezclar a partes iguales una pequeña cantidad de tintura con igual cantidad de agua.

Uso:

Aplicar con la ayuda de un algodón y dejar secar al aire por completo.

Repetir en la mañana y la noche.

Pirosis
(acidez de estómago)

78 INFUSIÓN DE MALVAVISCO

Necesitas:

15 gramos de MALVAVISCO (hojas, flores y raíces)
300 ml de AGUA

Preparación:

Verter 300 ml de agua hirviendo encima de 15 gramos de malvavisco. Tapar y dejar en reposo durante treinta minutos exactos.

Finalmente, colar a través de colador de tela exprimiendo bien el contenido de las hierbas para que suelten bien el jugo medicinal.

Guardar en un termo.

Uso:

Tomar el contenido repartido en tres veces a lo largo del día, sin endulzar. No volver a recalentar.

No usar recipientes de aluminio.

Psicastenia
(cansancio psicofísico)

79 INFUSIÓN DE ROMERO

Necesitas:

20 gramos de ROMERO (Rosmarinus Officinalis)
Medio litro de AGUA

Preparación:

Verter encima de 20 gramos exactos de romero medio litro de agua hirviendo. Tapar y dejar en reposo durante 18 minutos exactos. Colar con colador de tela, exprimiendo bien el poso de hierbas para que suelte todo el contenido medicinal y guardar después en un termo. No recalentar ni endulzar.

Uso:

Tomar el medio litro de infusión repartido en tres tomas a lo largo del día.

Psoriasis

80 POMADA DE CERA, ACEITE Y TOMILLO

Necesitas:

200 gramos de CERA VIRGEN
250 gramos de ACEITE DE OLIVA virgen de primera presión en frío
30 gotas de ESENCIA DE TOMILLO

Preparación:

Ponerlos al Baño María y al derretirse añadirle 30 gotas de esencia de tomillo y un vaso de orina propia que habremos dejado reposar en un sitio fresco durante 24 horas. Mezclarlo todo con una espátula de madera removiendo bien.

Guardar en lugar oscuro y fresco.

Uso:

Aplicar dos o tres veces al día sobre las zonas afectadas de la piel.

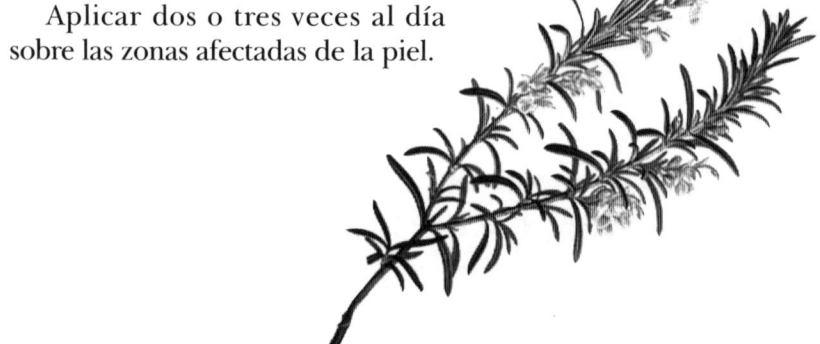

81 EMPLASTO DE ARCILLA

Necesitas:

Ocho cucharadas de COLA DE CABALLO (planta)
Un litro de AGUA
Arcilla

Preparación:

Poner a hervir la cola de caballo en el agua. Dejarla 10 minutos a fuego lento, hasta que se haya reducido a la mitad, y colar.

Tomamos una pequeña parte de este agua de cola de caballo, y en un recipiente la mezclamos con una punta de arcilla. Se debe conseguir un barro de una densidad intermedia, ni muy espeso ni muy licuado.

La arcilla es muy delicada y conviene manipularla con materiales nobles, por lo que la amasaremos con una cuchara de madera.

Uso:

Aplicar el emplasto y dejarlo secar. Cuando pasen unos 20 minutos limpiamos la zona utilizando el agua de cola de caballo que nos ha sobrado.

Utilizado diariamente, los efectos se notan desde el principio, y en una semana la mejoría comienza a notarse en la mayoría de los casos.

Triglicéridos elevados

Este preparado es muy útil para quien haya sufrido un infarto y quiera cuidar mejor su corazón, ante una angina de pecho o para depurar la sangre y prevenir la hipertensión arterial. Sobre todo es un remedio excelente para quien tiene los triglicéridos elevados.

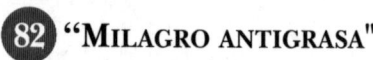 **82 "MILAGRO ANTIGRASA"**

Necesitas:

Una cabeza de AJO
Media CEBOLLA
Un LIMÓN
Una cucharada de MIEL

Preparación:

Hervir en medio litro de agua a fuego lento durante 10 minutos los ajos y las cebollas. Filtrar y añadir la miel y el jugo del limón.

Uso:

Tomar tres tazas diarias, mejor fuera de las comidas.

Resfriado en niños
(mocos y catarros infantiles)

83 INFUSIÓN DE PLANTAS Y FLORES

Necesitas:

20 gramos de FLORES DE TILO
20 gramos de FLORES DE GORDOLOBO
20 gramos de FLORES DE SAÚCO
20 gramos de ESCARAMUJO
20 gramos de TOMILLO

Preparación:

Mezclar bien después de haber pesado con exactitud las plantas con una báscula de pesar cartas o algo similar y poner una cucharada sopera de la mezcla en una taza, verter encima agua hirviendo, tapar y dejar en reposo durante 10 minutos exactos.

Finalmente, colar a través de un colador de tela, exprimiendo bien el poso de las plantas

Uso:

Tomar cuatro tazas al día. Endulzar con una cucharadita (de las de café) de miel pura por taza.

Importante:

La mezcla de plantas guardarlas en un frasco de vidrio de cierre de rosca y en lugar seco.

Resfriados y tos en adultos

84 JARABE DE CEBOLLA Y LIMÓN

Necesitas:

Una CEBOLLA GRANDE
Seis cucharadas soperas de AZÚCAR MORENO
Dos LIMONES

Preparación:

Picar la cebolla y colocarla en un recipiente de fondo ancho, añadirle encima las seis cucharadas de azúcar moreno, cubriendo la cebolla. Dejar reposar en maceración durante ocho horas exactas, ni una más ni una menos.

Colar a continuación el preparado en un colador y pasar el líquido resultante a un recipiente. Añadir al líquido el zumo de dos limones y removerlo bien. Agitar y guardar en un frasco de cristal.

Uso:

Tomar una cucharada sopera del jarabe cada dos horas. Agitar antes de usar.

Se deben espaciar las tomas según la mejoría.

Reuma y dolores óseos,
musculares y articulares

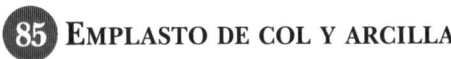 85 EMPLASTO DE COL Y ARCILLA

Necesitas:

250 gramos de ARCILLA seca
Un vaso de ZUMO DE COL licuada
Un mortero de madera

Preparación:

Machacar la arcilla en el mortero para obtener un polvo fino y ponerlo en una fuente honda. Verter lentamente el jugo de col fresca encima, y removemos hasta conseguir una pasta homogénea.

Uso:

Aplicar una capa de un centímetro en la zona dolorida por las noches, al acostarse, cubriendo la arcilla con una gasa o venda para que se sujete en la zona. Mantenerla toda la noche.
Repetir el tratamiento durante nueve días.

86 PATATAS, ENEBRO Y MOSTAZA

Necesitas:

PATATAS CRUDAS grandes
Ocho BAYAS DE ENEBRO
Una pizca de GRANOS DE MOSTAZA

Preparación y uso:

En ayunas, tomar medio vaso de zumo de patata cruda obtenido con licuadora.

Sustituir el agua por caldo de patata, que se prepara troceando una patata con piel y se hierve en un litro y medio de agua durante 15 minutos exactos.

Una hora antes de comer, masticar las bayas de enebro y después de la comida del mediodía, masticar la mostaza.

Cada día se repite de nuevo esta fórmula.

87 APIO, LIMÓN, CEBOLLA Y MIEL

Necesitas:

Tres dientes de AJO
Media CEBOLLA cortada en rodajas
Medio LIMÓN CON SU PIEL
APIO cortado en trocitos

Preparación:

Poner todo en pedacitos (no machacado) en un gran vaso de agua por la noche y dejar en reposo hasta la mañana siguiente.

Uso:

Por la mañana colarlo y beberlo diariamente en ayunas media hora antes del desayuno.

88 HARPAGOFITO, LA RAÍZ ANTIRREUMÁTICA

El harpagofito es muy útil como antiinflamatorio, para la artritis, reumatismo y artrosis, para afecciones de intestino y para cicatrizar heridas. Los efectos se notan al llevar tomando un mínimo de dos a tres semanas esta decocción, por eso hay que ser muy constante.

Necesitas:

10 gramos de RAÍZ DE HARPAGOFITO
500 ml de AGUA (medio litro exacto)

Preparación:

Por la noche, machacar los 10 gramos de raíz en un mortero y ponerla en una tartera que no sea de aluminio. Añadirle después el agua fría. Llevar a ebullición a fuego lento y, una vez que hierva, dejar a fuego lento durante 20 minutos exactos, ni uno más ni uno menos.

Retirar del fuego y dejar en reposo tapado toda la noche. Por la mañana, colar a través de un colador de tela, exprimiendo bien el poso de la planta y guardar la decocción en un termo. No recalentar. NO ENDULZAR NI AZUCARAR con nada.

Uso:

Se toma el líquido repartido en dos o tres veces a lo largo del día, fuera de las comidas. Cada noche preparar una nueva decocción de harpagofito tal como se indica, respetando las dosis exactas indicadas.

Rinitis
("moquera")

89 ACEITE DE EUCALIPTO

Necesitas:

Aceite esencial de EUCALIPTO
Aceite de OLIVA VIRGEN

Preparación:

Preparar una mezcla a partes iguales de aceite de oliva y de aceite esencial de eucalipto (se puede hacer con más o menos cantidad de aceite esencial de eucalipto según las necesidades) y guardar en un frasco.

Uso:

Para usar basta con poner una gota en un dedo y aplicársela en una fosa nasal y repetir lo mismo en la otra, luego realizar algunas respiraciones profundas y en muy poco tiempo respirarás perfectamente.

Se puede aplicar hasta unas seis veces al día. La última siempre antes de acostarse por la noche.

Sarampión

90 INFUSIÓN DE MILENRAMA

Necesitas:

12 gramos de MILENRAMA (Achillea Millefolium L.)
200 cc de AGUA

Preparación:

Poner los 12 gramos de la planta en un recipiente y verter encima 200 cc de agua hirviendo. Tapar y dejar reposar 18 minutos exactos. Colar a través de un colador de tela, exprimiendo bien el poso. No recalentar.

Uso:

Tomar a cucharadas esta infusión durante el día.
Hacer una nueva infusión cada día.

Sinusitis

91 LAVADOS NASALES DE VERBENA

Necesitas:

10 gramos de VERBENA (planta seca/Verbena Officinalis L.)
100 cc de AGUA
Una pizca de SAL MARINA

Preparación:

Poner en un recipiente los 10 gramos de verbena pesados
en una balanza de cartas (se puede comprar en papelerías) y
verter encima 100 cc de agua hirviendo. Tapar y dejar reposar
25 minutos exactos, ni uno más ni uno menos.

Colar a través de un colador de tela, exprimiendo bien el
poso. Añadir una pizca de sal marina sin refinar una vez hecha
la infusión.

Uso:

Hacer lavados nasales, inhalando un poco de la infusión por
una fosa nasal y expulsando el líquido por la boca (se cierra la
otra fosa), y repetir con cada fosa nasal alternativamente. Usar
la mitad por la noche al acostarse y la otra mitad al levantarse.

Hacer una nueva infusión al terminarse.

92 INHALACIONES DE MANZANILLA

Necesitas:

Flores de MANZANILLA
250 cc de AGUA

Preparación:

En un recipiente ancho depositar un puñadito de flores de manzanilla. A continuación se vierte un tazón grande de agua hirviendo (250 cc).

Uso:

Se coloca una toalla sobre la cabeza cubriendo el recipiente y se inhalan los vapores calientes, respirando profunda y lentamente, manteniendo los ojos cerrados.

Al principio, no acercar demasiado la cara al agua caliente para no quemarse con el vapor; hacerlo lentamente, a medida que uno se va acostumbrando.

Repetir durante la mañana y la noche durante 10 a 15 minutos de cada vez.

Luego lavar la cara con agua fría.

Tabaco
(ayuda para dejar de fumar)

Dejar de fumar es la decisión más saludable que un fumador puede tomar en su vida. Una dosis de buena voluntad y la ayuda de estos dos remedios naturales ayudan a dejar este hábito y a ganar en salud.

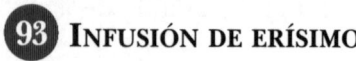 INFUSIÓN DE ERÍSIMO

Necesitas:

60 gramos de ERÍSIMO (Sisymbrium Officinale)

Preparación:

Verter un litro de agua hirviendo por encima de 60 gramos de la planta. Tapar y dejar en reposo durante 30 minutos exactos. Finalmente, colar a través de colador de tela, exprimiendo bien el poso y guardar en un termo.

Uso:

Tomar el líquido repartido en tres veces a lo largo del día, sin endulzar.
No recalentar. Cada día hacer una nueva infusión.

Observaciones:

Como complemento, tomar diariamente mucho berro (en zumo y ensalada).

94 JARABE ANTITABACO

Necesitas:

15 gramos de FUMARIA
15 gramos de ERÍSIMO
20 gramos de ESPLIEGO
20 gramos de MELISA
10 gramos de TOMILLO
15 gramos de BERROS
500 gramos de AZÚCAR MORENO
Un litro de AGUA

Preparación:

Se ponen todas las plantas en un litro de agua hirviendo durante cuatro horas, a fuego lento, se cuela y se añaden los 500 gramos de azúcar moreno.

Uso:

Se debe tomar una cucharadita cuando se sientan deseos de fumar.

Tos

95 INFUSIÓN DE CUATRO HIERBAS

Necesitas:

40 gramos de hojas de LLANTÉN MENOR
20 gramos de flores de TUSÍLAGO
20 gramos de raíz de MALVAVISCO
20 gramos de MALVA

Preparación:

Mezclar bien esta fórmula de plantas medicinales; antes se habrán pesado con la máxima exactitud en una báscula de pesar cartas o una balanza que pese en gramos.

Guardar la mezcla en un tarro de cristal de cierre hermético y en lugar seco y que no le de la luz.

Uso:

Poner una cucharada sopera de la mezcla en una taza; verterle encima agua hirviendo. Tapar y dejar reposar 15 minutos exactos.

Finalmente, colar a través de colador de tela, exprimiendo bien el poso de hierbas y **tomar cuatro tazas al día** sin endulzar.

Hacer la infusión para el momento en que se vaya a tomar.

96 JARABE DE FRUTAS Y MIEL CONTRA LA TOS

Necesitas:

Una MANZANA
15 HIGOS SECOS
250 gramos exactos de MIEL DE TOMILLO
Un litro de AGUA

Preparación:

Trocear la manzana en ocho partes y ponerla a hervir en el litro de agua junto con los higos abiertos por la mitad y con la miel durante 10 minutos exactos. Después retirar del fuego y dejar enfriar.

Finalmente, colar y guardar el líquido en una botella.

Uso:

Tomar dos cucharaditas (de las de postre) del jarabe disueltas en un poco de agua caliente cuatro veces al día. Agitar el frasco antes de usarlo.

Tos infantil

La tos es un mecanismo defensivo del organismo por el que se intentan despejar las vías respiratorias, aunque también puede indicar la aparición de una inminente infección. Quizá la tos que más llama la atención es la denominada tos seca. Se trata de una tos dura que suele preocupar, pues da la impresión de afectar seriamente al niño.

Un buen remedio casero para acabar con la tos infantil, que persiste por más de un par de semanas después de un episodio de gripe, es el...

97 JUGO PURO DE LA ZANAHORIA

Necesitas:

1 zanahoria de tamaño mediano

Preparación:

Rallar la zanahoria y colocarla en un vaso dentro de la nevera. Después de unos minutos, la zanahoria va a soltar un jugo propio. Cuele y dele este jugo a su niño, mezclado con la misma cantidad de miel, varias veces al día.

Si el bebé tiene menos de 1 año, no se le debe agregar miel.

Trombos
(prevención)

98 INFUSIÓN DE FUMARIA

Necesitas:

12 gramos de FUMARIA (Fumaria Officinalis L./ Planta)
300 ml de AGUA
Zumo de LIMÓN fresco

Preparación:

Poner en un recipiente 12 gramos de fumaria. Añadir 300 ml de agua hirviendo, tapar y dejar en reposo 18 minutos exactos.

Finalmente, colar a través de colador de tela, exprimiendo bien el poso de hierbas para que suelten el jugo medicinal. Guardar en un termo y no volver a recalentar.

Uso:

Tomar el contenido repartido en tres veces a lo largo del día. En cada toma, en el momento en que la vaya a tomar, verterle el zumo de un limón fresco. Remover bien y beberlo. No endulzar.

Úlcera gástrica
(Heliobácter Pilory)

99 INFUSIÓN DE "RABO DE GATO"

La infusión de rabo de gato tiene un gran poder bactericida. Cura las úlceras de estómago y las gastritis y además combate las inflamaciones reumáticas.

Necesitas:

Tres pizcas de RABO DE GATO (planta)

Preparación:

Poner en una taza tres pizcas de Rabo de Gato (pizca es la cantidad de hierba que puedes coger con tres dedos: pulgar, índice y medio). Añadir encima agua hirviendo, tapar y dejar en reposo durante 10 minutos. Colar.

Uso:

Tomar después del desayuno, comida y cena, si se desea endulzado con una cucharadita de miel.

Varices

100 PÉTALOS DE HIBISCO

Necesitas:

9 gramos de pétalos de HIBISCO (Hibiscus Sabdariffa)
300 ml de AGUA
Zumo de MEDIO LIMÓN
Una cucharadita de MIEL PURA

Preparación:

En un recipiente poner 9 gramos de pétalos de hibisco, añadirle 300 ml exactos de agua hirviendo, tapar y dejar en reposo durante 10 minutos exactos.

Colar exprimiendo bien con colador de tela.

Uso:

Tomar una taza después del desayuno, comida y cena, añadiendo a cada taza, en el momento en que la vaya a tomar, el zumo de medio limón y una cucharadita de miel pura. Remover bien y beberlo. Muchísima constancia.

Una vez hecha la infusión se guarda en un termo y se toma repartida en tres veces, tal como se indica.

No volver a recalentar.

Vértigos

101 RAÍCES DE PRIMAVERA

Necesitas:

12 gramos de raíces de PRIMAVERA OLOROSA
(Prímula Officinalis)
350 ml de AGUA

Preparación:

Poner en 350 ml de agua hirviendo 12 gramos de raíces de primavera. Tapar y dejar hervir a fuego lento durante seis minutos exactos. Finalmente retirar del fuego, colar a través de colador de tela, exprimiendo bien el poso de raíces para que suelten el líquido medicinal y guardar en un termo.

Uso:

Tomar la decocción repartida en tres veces a lo largo del día, sin endulzar. No volver a recalentar y cada día preparar una nueva. No usar recipientes de aluminio.

+

Algunos preparados magistrales

Cloruro de magnesio

Este es un remedio excelente para la artritis, artrosis, reumatismo, regeneración de las células y para aumentar las defensas. También para el estreñimiento crónico, fortalecimiento de uñas y cabello, para la piel, alergias, asma, bronquitis, ligamentos, músculos y tendones.

Necesitas:

50 gramos de CLORURO DE MAGNESIO
Un litro de AGUA MINERAL sin gas

Preparación:

Mezclar en un litro exacto de agua mineral sin gas 50 gramos exactos y bien pesados de cloruro de magnesio. Agitar y, una vez disuelto, guardar en un lugar oscuro y fresco en una botella de cierre hermético.

Uso:

Tomar una copita de las de coñac DESPUÉS de la comida del mediodía y otra después de la cena, diariamente.
Agitar antes de usarlo.

Tintura medicinal de ajo

Las propiedades de este preparado son múltiples: desintoxicante del organismo, excelente para tratar dolencias como reumatismo, artrosis, artritis, congestiones, palpitaciones, alivio de la diabetes, hipertensión arterial, problemas de riñón, vejiga, próstata, activa y depura el hígado, hemorroides, varices, ácido úrico, colesterol, migrañas, fatiga, insomnio, neuralgias, menopausia, lombrices, ayuda en la obesidad, retenciones de líquidos, eccemas, alergias, asma, activa las defensas del cuerpo, secuelas de trombosis y de embolias y bronquitis.

Necesitas:

200 gramos de AJOS pelados y cortados en tacos, crudos, frescos y de buena calidad
Un litro de ALCOHOL de 90º (en farmacias)

Preparación:

Cubrir los ajos con el alcohol.
Guardar todo en un jarro o frasco de boca ancha y de cierre de rosca o hermético.
Dejar en reposo macerando durante 20 días en un lugar oscuro y seco.
Importante: MOVER el frasco TODOS LOS DÍAS ligeramente para mezclar bien los ingredientes.
Pasados los 20 días exactos de maceración se filtra a través de un lienzo fino y se exprime bien el poso para que suelte todo el jugo medicinal.
Mantener el líquido (tintura) resultante en un frasco de cierre hermético, en un lugar oscuro y seco.

Uso:

Se toman 20 gotas con un poco de zumo natural de limón recién exprimido, media hora antes del desayuno, comida y cena. Agitar un poco antes de verter las gotas.

Lo mejor es traspasar una cantidad de líquido a un frasco con tapón cuentagotas, para que sea más fácil de transportar y de tomar las gotas, e ir rellenando cuando se vaya terminando.

Receta curativa de ajos

Les doy otra receta curativa a base de ajos, ya que este producto, según estudios médicos, tiene claros efectos beneficiosos en diferentes ámbitos de la salud:

Mejora el sistema inmune fortaleciendo así nuestra resistencia frente a las infecciones.

Ayuda a eliminar el colesterol.

Es de gran eficacia para la hipertensión y los problemas de circulación.

Limpia el organismo de las grasas y lo libera de los cálculos depositados.

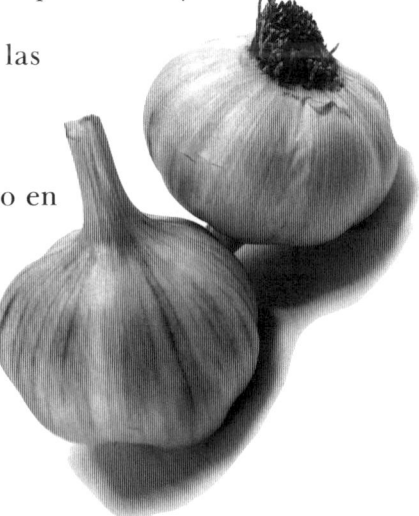

Mejora el metabolismo y disminuye el peso del cuerpo en obesos.

Deshace los coágulos de sangre y vuelve más elásticos todos los vasos sanguíneos curando también la arteriosclerosis.

Es un eficaz protector cardiovascular.

Muy útil en migrañas y dolores de cabeza.
Fluidifica la sangre y es de gran ayuda en artrosis y artritis.
De gran alivio en gastritis, úlceras de estómago y hemorroides.
Absorbe algunos quistes.
En general, es de gran ayuda para todo el organismo.

Para preparar la cura tibetana de ajos, sigue los pasos:

Necesitas:

350 g. de AJOS crudos, pelados y triturados.
¼ de litro de AGUARDIENTE o ALCOHOL DE 70º para
uso interno.

Preparación:

Poner los ajos triturados junto al aguardiente o alcohol dentro de un tarro de cristal.
Cerraremos el bote bien fuerte y lo pondremos en el frigorífico durante 10 días.
Después de estos días lo filtraremos con un colador de gasa o tela fina.
Este líquido lo volvemos a meter en el tarro y lo tendremos en la nevera durante dos días.
Tras los dos días ya está listo para tomar.

El color verdoso que adquiere el alcohol macerado con los ajos es completamente normal debido a ciertos principios activos que contiene el ajo. Una vez el preparado está listo hay que guardarlo en la nevera o frigorífico, si bien en caso de realizar un viaje puede llevarse en un botecito de cristal con cuentagotas para no interrumpir el tratamiento. Durante los primeros días pueden producirse manifestaciones y reacciones como erupciones cutáneas, mareos o dolor de estómago. Muchas de estas causas son debidas a la acción desintoxicante del ajo en nuestro organismo.

Modo de empleo y dosificación de la cura tibetana del ajo

Lo tomaremos en gotas, con un poco de agua o leche, 20 minutos antes de las tres comidas principales siguiendo las pautas de esta tabla:

1	1 GOTA	2 GOTAS	3 GOTAS
2	4 GOTAS	5 GOTAS	6 GOTAS
3	7 GOTAS	8 GOTAS	9 GOTAS
4	10 GOTAS	11 GOTAS	12 GOTAS
5	13 GOTAS	14 GOTAS	15 GOTAS
6	16 GOTAS	17 GOTAS	18 GOTAS
7	17 GOTAS	16 GOTAS	15 GOTAS
8	14 GOTAS	13 GOTAS	12 GOTAS
9	11 GOTAS	10 GOTAS	9 GOTAS
10	8 GOTAS	7 GOTAS	6 GOTAS
11	5 GOTAS	4 GOTAS	3 GOTAS
12	2 GOTAS	1 GOTAS	25 GOTAS

A partir de este día tomaremos 25 gotas tres veces al día hasta terminar el frasco.

Según la tradición, no puede repetirse el tratamiento antes de 5 años.

Piojos
(un remedio infalible)

Cada año, sobre todo en otoño, "asedian" las cabezas principalmente de los más pequeños. He aquí un remedio infalible:

ANTIPIOJOS NATURAL

Necesitas:

Aceite esencial de ÁRBOL DEL TÉ
Champú o gel a base de COCO u OLIVA

Uso:

Se aplica el aceite puro en la cabeza infestada sobre el cuero cabelludo. Se deja actuar 10 minutos. Posteriormente se lava con un champú o gel a base de aceite de coco u oliva (aunque valdría cualquier champú) al que hemos añadido unas gotas de aceite esencial de árbol de té en la siguiente proporción: por cada 100 ml de gel 10 gotas de aceite de árbol de té.

Este champú se utiliza regularmente durante dos semanas (no quiere decir todos los días, sino regularmente) como tratamiento de refuerzo.

Se puede hacer una segunda aplicación de aceite puro (seguimos hablando del árbol de té) a los pocos días para matar una posible segunda generación de piojos.

El champú se puede utilizar como tratamiento preventivo para evitar infestarse.

Una vez abierto el frasquito de aceite, conservarlo en la nevera.

Parásitos intestinales
(lombrices)

CURA DE AJO, COL Y ZANAHORIAS

Necesitas:

Cuatro dientes de AJO
COL licuada
Dos ZANAHORIAS

Preparación:

Pelar cuatro dientes de ajo y ponerlos en una taza de agua hirviendo que se deja reposar tapada fuera del fuego con los ajos toda la noche.

Uso:

Por la mañana, media hora antes del desayuno, beber este agua durante tres semanas, en ayunas.

Además, al comienzo de la luna menguante, tomar medio vaso de jugo de col cruda (o un cuarto de vaso para un niño), media hora antes del desayuno, cuando termine la cura de ajo. El jugo se hace en licuadora.

Realizar este tratamiento tres días al mes (cuando hay luna menguante) durante tres o cuatro meses. Siempre, al terminar las tres semanas de tomar el agua del ajo o los tres días de cura de jugo de col, tomar al día siguiente en ayunas un zumo natural de dos zanahorias con su piel.

Antimosquitos

REPELENTE CASERO
(LIBRE DE QUÍMICOS QUE INTOXICAN AL CUERPO)

Necesitas:

1/2 litro de ALCOHOL
Un paquete de CLAVOS DE OLOR (100 gr)
Un vaso de ACEITE DE BEBÉ o similar (100 ml)

Preparación:

Deja el clavo de olor macerando en el alcohol cuatro días, agitando mañana y tarde. A continuación, poner el aceite corporal (puede ser de almendras, manzanilla, hinojo, lavanda vera, aloe, etc.) y ya está preparado para su uso.

Uso:

Pase unas gotas en los brazos y piernas y los mosquitos huirán de la habitación. Además, el clavo espanta a las hormigas de la cocina y de los electrodomésticos.

Ahuyenta las pulgas de las mascotas.

El repelente evita que los mosquitos chupen la sangre, por lo que se altera su reproducción, disminuyendo su proliferación.

Pulgas en las mascotas

La medicina natural puede ser de gran utilidad en el cuidado de las enfermedades de las mascotas. Los remedios naturales pueden facilitar y complementar el cuidado veterinario convencional y en muchos casos curar a su mascota y prevenir muchas dolencias. Las pulgas son la gran preocupación de los dueños de perros y gatos. ¿Se pueden prevenir y combatir con remedios naturales? La respuesta es sí.

Las pulgas pueden causar anemia y transmitir enfermedades y parásitos. Existen algunos remedios caseros para controlar las pulgas de forma natural:

TRATAMIENTO ANTIPULGAS

Necesitas:

80 ml de ALCOHOL DE 70º
5 ml de ACEITE ESENCIAL DE TÉ
15 ml de AGUA DESTILADA

Preparación y uso:

Mezclar los tres productos, colocar en una botella grande con atomizador y rociar al perro especialmente en el pelaje después del baño regular.

No enjuagar ni secar.

Realizar esta acción fuera de hogar.

+

Preparados para bacterias, hongos y metales pesados

Candidiasis

La candidiasis es una infección fúngica (por hongos) de cualquiera de las especies Candida, de las cuales *Candida albicans* es la más común.

Necesitas:

ORÉGANO: 3 cucharadas soperas. Antes triturarlo bien para que quede muy micronizado.
ACEITE ECOLÓGICO DE COCO: 3 cucharadas soperas

Preparación:

Poner en una olla o cazo todos los ingredientes y al empezar a hervir removerlos bien para que se mezclen; luego tapar y dejar reposar diez minutos. Finalmente colar y pasar a un frasco el líquido resultante. No añadir agua.

Uso:

1 cucharada sopera todos los días por la mañana. Agitar antes de usar. Indicado en infecciones de repetición, cándida, hongos, infecciones de orina, virus, bacterias, parásitos.

Eliminación de
metales pesados
y desintoxicación

Los metales pesados son un grupo de elementos químicos que presentan una densidad relativamente alta y cierta toxicidad para el ser humano. Muchos de los metales que tienen una densidad alta no son especialmente tóxicos y algunos son elementos esenciales en el ser humano, independientemente de que a determinadas concentraciones puedan ser tóxicos en alguna de sus formas. Sin embargo, hay una serie de elementos que en alguna de sus formas pueden representar un serio problema medioambiental y es común referirse a ellos con el término genérico de "metales pesados". La concentración de los metales pesados en los seres vivos aumenta a lo largo de la cadena alimentaria. Los metales pesados tóxicos más conocidos son el mercurio, el plomo, el arsénico, el aluminio y el cadmio. Todos ellos muestran formas de toxicidad específicas que dependen en gran medida de su concentración y, en algunos casos, de su forma química.

Necesitas:

UN RÁBANO, lavarlo sin pelar; añadir la ralladura a un vaso (se ralla con piel, no pelarlo); añadir 150 cc de agua del tiempo sin gas. Reposar 5 minutos, colarlo y beberlo en ayunas media hora antes del desayuno todos los días.

Helicobacter pylori

Helicobacter pylori (H pylori) es un tipo de bacteria que infecta el estómago. Es muy común, afecta aproximadamente a dos tercios de la población mundial. La infección por H pylori es la causa más común de gastritis y úlceras gastroduodenales.

Necesitas:

2 cucharadas soperas de ORÉGANO
6 CLAVOS DE OLOR
1 DIENTE DE AJO PELADO
350 ml de agua mineral sin gas

Preparación:

Hervir a fuego lento durante 5 minutos exactos, retirar del fuego y dejar entibiar; colar y tomarlo todos los días por la mañana. No endulzar. Tomarlo con mucha constancia.

REMEDIO CON **RABO DE GATO**

Poner en una taza tres pizcas de Rabo de Gato (pizca es la cantidad de hierba que Vd. puede coger con tres dedos: pulgar, índice y medio); añadirle encima agua hirviendo, tapar y dejar en reposo durante 10 minutos. Finalmente colar y tomar DESPUÉS del desayuno, comida y cena, si se desea endulzado con una cucharadita de miel. La infusión de rabo de gato tiene un gran poder bactericida; cura las úlceras de estómago y las gastritis y además combate las inflamaciones reumáticas.

Rosácea

MASCARILLA DE ALOE VERA Y ABEDUL

Necesitas:

Pulpa de ALOE VERA (sábila)
Infusión concentrada de hojas de ABEDUL

Preparación:

Para hacer esta sencilla mascarilla que mejorará tu tratamiento de la rosácea, lo recomendable es preparar una concentrada infusión de abedul de medio vaso de agua y unos 10 gramos de hojas.

El paso siguiente consiste sencillamente en obtener una buena cantidad de pulpa de aloe vera directamente de sus tallos y mezclarla con la infusión, formando una especie de crema.

Uso:

No tendrás más que colocarla sobre las zonas afectadas y dejarla actuar durante unos 20 minutos antes de retirarla.

Libro Solidario

ESTE LIBRO TIENE UN VALOR AÑADIDO. Ediciones Cydonia ha asumido el compromiso de destinar un porcentaje de cada uno de sus títulos a un proyecto benéfico, sin que se refleje en aumento del precio de portada. Por su parte, el autor de esta obra ha querido sumarse a esta iniciativa y cede sus derechos de autor a una iniciativa benéfica.

Con esta actitud, la editorial y el autor pretenden aportar un grano de arena a las miles de iniciativas solidarias que se desarrollan en todo el mundo en beneficio de las personas y los colectivos más desfavorecidos.

Los proyectos que se apoyan desde cada título no serán un acto de caridad, sino una mano que se tiende para que los beneficiarios puedan superar un escollo y salir adelante por sus propios medios. Siguiendo aquel viejo adagio, se apoyarán proyectos que *enseñen a pescar*, no los que *regalan el pescado*.

Si Vd. ha comprado este libro, le agradecemos su interés. Puede ver dónde y cómo se ha destinado ese porcentaje del dinero que ha pagado por este ejemplar a través de nuestra página en internet (www.edicionescydonia.com), o si lo prefiere puede escribirnos a nuestra dirección postal. Gustosamente le mantendremos informado de todo.

Los editores